Dr. Gerhard Breier/Dr. Devdas Ranchod

Die sanfte Heilmethode
Osteopathie

Bewegungseinschränkungen von Muskeln, Gelenken und Organen aufspüren und Störungen lösen. Mit sanften Berührungen die Selbstheilungskräfte aktivieren

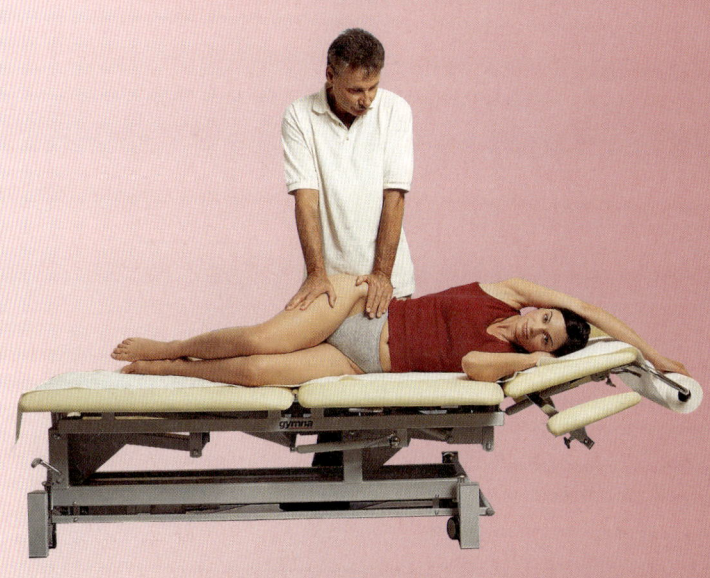

SÜDWEST

Inhalt

4 Alles soll fließen

*Aus den USA kommend, hat sich die Osteo-
pathie zu einem anerkannten Heilverfahren
mit ganzheitlichem Ansatz entwickelt.*

**6 Osteopathie – ein
ganzheitliches Prinzip**

*Osteopathisch heilen bedeutet, eine perfekte
Zusammenarbeit sämtlicher Funktionsteile
des Körpers durch Harmonisierung wiederherzustellen.*

6 Das Streben nach Harmonie

7 Die Weiterentwicklung der Lehre

10 Die Wirkung der Osteopathie

13 Die Grenzen der Osteopathie

16 Die osteopathische Behandlung

*Der Osteopath korrigiert die Funktionstüch-
tigkeit von Bewegungs- und Stützapparat, um
einen optimalen Fluss der Lebensenergien
wieder zu ermöglichen.*

16 Für wen die Therapie geeignet ist

17 Der Weg zum Spezialisten

18 Die Anamnese

20 Die Untersuchung

24 Technik und Therapie

*Mit seinen Händen und einer Vielzahl von
Techniken bringt der Osteopath die Kraft-
und Bewegungsachsen des Körpers sanft
wieder ins rechte Lot.*

24 Mit Tastgefühl und siebtem Sinn

25 Die Funktionsachsen

28 Die osteopathischen Techniken

30 Der therapeutische Ansatz

32 Die Rehabilitation

**34 Die Grundregel –
alles wirkt zusammen**

*Osteopathie erfordert viel Wissen und Erfah-
rung, da Ursache und Schmerz im Körper oft
weit auseinander liegen können.*

34 Die Suche nach Störfeldern

35 Die krank machenden Verkettungen

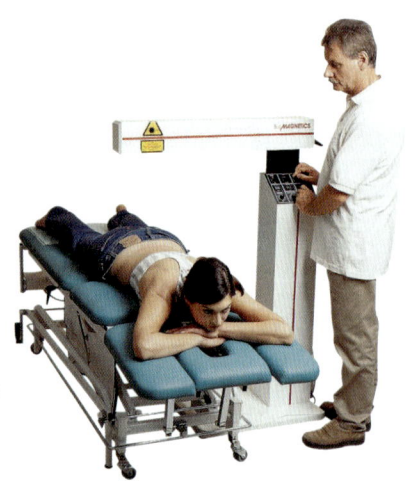

*Der variabel einstellbare
Behandlungstisch ist ein wichtiges
osteopathisches Hilfsmittel.*

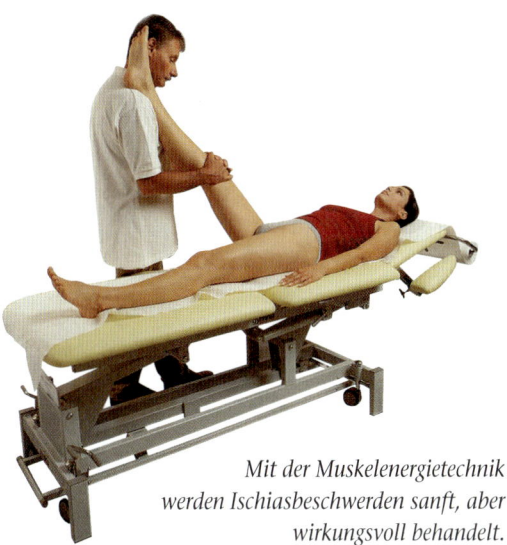

Mit der Muskelenergietechnik werden Ischiasbeschwerden sanft, aber wirkungsvoll behandelt.

44 Fallbeispiele aus der Praxis

Anhand konkreter Schicksale zeigt dieses Kapitel eindrucksvoll eine Vielfalt osteopathischer Therapiemethoden und möglicher Anwendungsgebiete.

44   Atemnot und Rückenschmerzen

49   Magenschmerzen und Sodbrennen

52   Langjährige Kinderlosigkeit

58   Häufige und schwere Migräneanfälle

64   Schleudertrauma und seine Folgen

70   Chronische Schulterentzündung

72   Ständige Rückenschmerzen

75   Ischiasschmerzen mit Lähmungen

79   Bandscheibenvorfall

86 Spezielle Methoden der Behandlung

Ihrem ganzheitlichen Grundgedanken entsprechend, ist die Osteopathie für eine gründliche Therapie mit anderen Heilverfahren sinnvoll kombinierbar.

86   Osteopathie in Kombination

88   Die energetische Visbrett-Technik

89   Die kraniosakrale Technik

90   Die Faszientherapie

92   Wichtige Adressen

93   Glossar

95   Über dieses Buch

96   Register

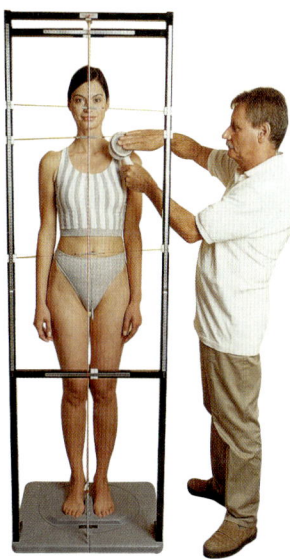

Der Osteopath überprüft die Lage der einzelnen Skelettteile zueinander – Fehlstellungen müssen dann korrigiert werden.

Alles soll fließen

Alles fließt, alles soll fließen, lautet der osteopathische Grundgedanke. Denn Leben heißt Bewegung – das gilt für die Atmung, das Herz, welches Blut in unsere Gefäße pumpt, für Nervenbahnen, Sehnen und Muskeln. Der menschliche Körper funktioniert über Bewegungsketten – ist irgendwo etwas blockiert, entstehen Krankheiten.

Entstanden aus bitterer Hilflosigkeit

In den USA wird die Osteopathie bereits seit Jahrzehnten angewandt. Hier gründete Andrew Taylor Still 1892 auch die erste Schule für Osteopathen in Kirksville, Missouri.

Die Betrachtung des Organismus als Einheit, die Bedeutung der lebensnotwendigen Mobilität aller Gewebe im Körper, seine Fähigkeit zur Selbstregulierung und der enge Zusammenhang von Struktur und Funktion aller Teile – das ist die Lehre eines amerikanischen Priestersohns, Landwirts und Arztes namens Andrew Taylor Still (1828–1917). Er begründete vor rund 120 Jahren die Osteopathie und reagierte damit auf den Kenntnismangel der damaligen Schulmedizin. Machtlos hatte er als Arzt mit ansehen müssen, wie seine erste Frau und vier seiner Kinder an Krankheiten starben. Deshalb suchte Still nach einem neuen Verständnis von Gesundheit, von Krankheit, vom menschlichen Körper und von dem, was Medizin sein sollte.

Die neue Lehre fand rasche Ausbreitung

Die grundlegenden Einsichten Stills stellen bis heute das Fundament der Osteopathie dar, gebildet aus den griechischen Worten »Osteon« (Knochen) und »Pathie« (Leiden, Krankheit).
Seit Stills Zeit hat sich die Osteopathie rasant weiterentwickelt und ist um wesentliche Bereiche ergänzt worden. Inzwischen praktizieren rund 40 000 Osteopathen in den USA, die medizinische Lehre ist auch fester Bestandteil bei den amerikanischen Streitkräften. Nach Europa kam die Idee der Osteopathie im Reisegepäck eines englischen Studenten von Dr. Still: John Martin Littlejohn gründete erst in Chicago ein

zweites amerikanisches Institut und nach seiner Rückkehr in die Heimat 1917 in London die erste Schule für Osteopathie. In den 1950er Jahren verbreitet sich die Lehre in Frankreich und Belgien, in Deutschland wurde hingegen erst Ende der 1980er Jahre die erste Schule für Osteopathen gegründet. Inzwischen gehört die Osteopathie sowohl in den USA als auch in zahlreichen europäischen Ländern zu den bewährten und allgemein anerkannten Formen der Medizin, selbst wenn sie immer noch als junge Wissenschaft gilt.

Heilen mit sensiblen Händen

In der Osteopathie wird weder mit Instrumenten noch mit Medikamenten gearbeitet. Die Therapeuten benutzen nur ihre Hände, um herauszufinden, was den Patienten fehlt, um die Selbstheilungskräfte zu mobilisieren und so den Patienten zu heilen. Mit seinen feinfühligen und geschulten Händen kann der Osteopath Funktionsstörungen ertasten, die sich ihm in Form von Bewegungseinschränkungen zeigen. Indem er mit seinen Händen die Bewegungseinschränkungen löst, hilft er dem Körper, Funktionsstörungen zu beheben.

Der Osteopath leistet damit Hilfe zur Selbstheilung: Durch die wiederhergestellte Bewegung unterstützt er die Selbstheilungskräfte des Körpers, die so der gestörten Struktur zu ihrer normalen Funktion zurückverhelfen. Durch seine genauen Kenntnisse der Anatomie und Physiologie dringt er dabei von den Symptomen zu den Ursachen der Beschwerden vor und ordnet jede Störung und deren Behandlung in die Bewegungszusammenhänge des gesamten Organismus ein.

Mit ganzheitlichem Ansatz

Dieses Buch soll Ihnen die Lehre der Osteopathie nahe bringen. Wir möchten Ihnen zeigen, wie der ganzheitliche Ansatz, der dahinter steht, bei vielen Beschwerden wirksam helfen kann. Zur Veranschaulichung unserer Erkenntnisse berichten wir außerdem über zahlreiche Heilungserfolge aus der Praxis.

Dr. Gerhard Breier

Auch vorbeugend kann man sich in die Hände eines Osteopathen begeben, denn auf diese Weise erfährt man mehr über seinen eigenen Körper und eventuell über nie geahnte Problemzonen. Blockaden werden mit dieser Behandlungsform gelöst, die ein richtiges Wohlbefinden möglicherweise schon lange verhindert haben.

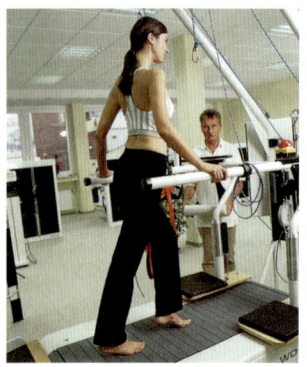

Fließende Bewegungen – auch im Körper – sind laut Osteopathie Voraussetzung für Gesundheit.

Nach Auffassung der Osteopathen sucht der Körper bei jeder Störung nach Ausgleich, was ihn aber sehr beansprucht. Missempfindungen und eingeschränkte Belastbarkeit sind das Wenigste, worunter Menschen mit unbehandelten Blockaden meist zeitlebens leiden.

Osteopathie – ein ganzheitliches Prinzip

In der Einheit Körper-Seele-Geist spielt das harmonische Zusammenwirken des Bindegewebes, der Bänder, der Faszien (bindegewebige Häute), der Muskeln und der Psyche des Menschen eine wichtige Rolle. Sie alle müssen im funktional-energetischen Ausgleich stehen, nur so kann der Organismus zuverlässig arbeiten. Das Arbeitsfeld des Osteopathen konzentriert sich daher im ganzheitlichen Ansatz auf diesen Ausgleich. Seine Aufgabe ist, die unterschiedlichen Strukturen und Wirkungsebenen des menschlichen Körpers wieder in Fluss zu bringen, sie auf biomechanischer, nervlicher, muskulärer, hormoneller und zirkulatorischer Ebene zusammenspielen zu lassen. Das klingt zunächst sehr kompliziert, aber dahinter steckt eine einfache Weisheit: Die freie, harmonische Bewegung ist Sinnbild der Gesundheit, und eine Blockade oder Blockierung ist Krankheit.

Das Streben nach Harmonie

Gesundheit ist also nichts anderes als die perfekte Harmonie im Körper. Überall dort, wo Bewegung nicht fließt, schafft der Körper deshalb unbewusst einen Ausgleich. Und genau damit, so meinen die Anhänger der Osteopathie, bahnt sich die Krankheit schon an. Denn der Reparaturaufwand, den der Körper betreibt, geht zu seinen eigenen Lasten und kann nie so gut sein, wie die uneingeschränkte Bewegung wäre. Jeder Patient, der beispielsweise an Durchblutungsstörungen leidet, wird das bestätigen. Im besten Fall findet der Körper Ersatzwege, um das Blut um ein Hindernis herumzuführen, er geht sogar so weit, Venen in eine Art Arterien umzuarbeiten (Venenklappen zu zerstören). Doch der betroffene Patient wird sich nie wieder so fühlen wie zu der Zeit, als alles noch in Ordnung war.

Das organische Zusammenspiel

In der osteopathischen Medizin spricht man beispielsweise von einer Störung, wenn sich Gelenkanteile zueinander innerhalb des Gesamtgelenkkonzepts verändern oder auch die Bewegung im Gelenksystem eingeschränkt ist.

Was aber für Gelenke, Fehlstellungen und die damit verbundenen Fehlfunktionen gilt, wurde in weiterem Verständnis der osteopathischen Medizin ebenso auf Muskelansätze, die aus Bindegewebe bestehenden Bänder (Ligamente) sowie auf die Bindegewebebrücken(Faszien) der Gleitebene zwischen mehreren oder zwei Muskelschichten übertragen. Darauf basiert das Denkgebäude der Funktionen, der Diagnose und letztlich auch der Therapiemethoden der Osteopathie.

Blockierendes soll sich lösen

Die osteopathische Behandlung versucht, die Belastungen, die wie eine Blockade wirken, zu beseitigen. Das geschieht einerseits durch die Verbesserung der Kommunikation der einzelnen Organsysteme zueinander, damit der Austausch von Körperflüssigkeiten wie Blut und Lymphe stimuliert werden kann.

Andererseits wird aber ebenfalls auf die Ursache der Störung geblickt; dabei können auch die individuelle Situation und die geistige und seelische Verfassung des Patienten eine Rolle spielen.

> Können Gefäßsysteme und Leitungsbahnen durch osteopathische Behandlung wieder ohne Einschränkung funktionieren, werden die Selbstheilungskräfte aktiv, und der Körper regeneriert sich.

Die Weiterentwicklung der Lehre

In einigen medizinischen Büchern wird Osteopathie immer noch mit Knochenleiden übersetzt. Diese Definition stammt von Andrew Taylor Still, denn er begann bei seinen Forschungsarbeiten zunächst mit Knochen und Knochenfehlstellungen. Das Skelett wurde nach Abweichungen und Fehlfunktionen untersucht, um es entsprechend zu behandeln. In den Anfängen der Osteopathie galt der Schädel als ein nicht bewegliches Ganzes und somit nicht mit den Händen therapierbar. Erst durch die Forschungen von William Garner Sutherland (1873–1954) änderte sich diese Einstellung. Er erwarb 1900 den Doktortitel in Osteopathie und führte sehr umfangreiche Forschungen am Schädel, den Schädelknochen und deren Gelenkflächen durch.

Sutherland konnte nachweisen, dass beispielsweise ein falscher Aufbiss bestimmte Kopfschmerzformen und Schmerzausstrahlungen bis hin zu Wesensveränderungen zur Folge hat. Sein Resümee: Knochenflächen und Kontaktflächen dienen nur einem Ziel, nämlich der Bewegung einzelner Knochenteile zueinander.

Ein Verdienst von Sutherland ist die Entdeckung der kraniosakralen Therapie. Sie ist heute ein großer Bereich der Osteopathie und basiert auf dem Zusammenhang zwischen Schädel und dem zugehörigen System von Wirbelsäule und Becken.

Auch die Schädelknochen sind beweglich

Sutherlands Erkenntnisse scheinen heute in der Osteopathie gesichert, und man kann sich diese Bewegung einzelner Schädelknochen so vorstellen wie die Funktion eines Zahnradgetriebes. Das bedeutet: Dreht ein Knochenteil in einer bestimmten Weise, wird der Partnerknochen in die entgegengesetzte Richtung mobilisiert. Dieses System der Bewegungsübertragung ist über den gesamten vorderen und hinteren Gesichtsschädel anwendbar. Der Schädel bewegt sich also permanent – aufgrund der allgemeinen Bewegungsabläufe sowie der Atem- und Blutzirkulation.

Alles ist voneinander abhängig

Heute allerdings hat sich die Lehre sehr viel weiter entwickelt, und längst wurde erkannt, dass die Knochen nur ein Faktor im Gesamtzusammenspiel aller organische Strukturen sind. Die Grundsätze der osteopathischen Lehre zeigen klar die Abhängigkeit, in der alle Körperfunktionen zueinander stehen:

▶ Sind Bewegungen oder Beweglichkeiten im Gewebe sowie auch in den knöchernen Anteilen vermindert oder eingeschränkt, so kommt es auch zu zirkulatorischen Störungen des Blutkreislaufs, der Lymphe und des Kreislaufs der Hirnflüssigkeit.

▶ Weitere Folgen sind dann Störungen im Sinn von Stauungen und Schwellungen.

▶ Dadurch kann auch die Versorgung der Nerven und der Stoffwechsel von Muskel- und Nervengewebe beeinträchtigt werden, was wiederum zur Anhäufung von Stoffwechselschlacken führt.

▶ Dadurch entstehen Gewebeveränderungen bis hin zu Gewebeverhärtungen, Verspannungen und Krämpfen, die dann beispielsweise Muskel- oder Bänderschmerzen nach sich ziehen.

▶ Damit verliert das Gewebe seine Bewegungsfähigkeit, was auch eine Störung der inneren Organe zur Folge haben kann.

Die Arbeitsweise der Osteopathen

Das Diagnose- und Heilungsverfahren, bei dem es um die Bewegungen des menschlichen Körpers bis hin zur Atmung oder zum Schlucken geht, verwendet weder Instrumente noch Medikamente. Die osteopathische Diagnostik arbeitet nicht analytisch, symptomorientiert, biochemisch oder klinisch.

Die Osteopathietherapeuten benutzen ihre Hände, um herauszufinden, was den Patienten fehlt, und wollen dessen Selbstheilungskräfte mobilisieren. Einziger Wermutstropfen: Meist übernehmen die Krankenkassen die Behandlung nicht.

Patienten, die über eine Überweisung ihres Arztes zum Osteopathen verfügen, sollten zumindest versuchen, die Kosten abzurechnen. Manche der gesetzlichen Krankenkassen hat sich im Rahmen des harten Konkurrenzkampfs schon zur Bezahlung einer Osteopathiebehandlung überreden lassen.

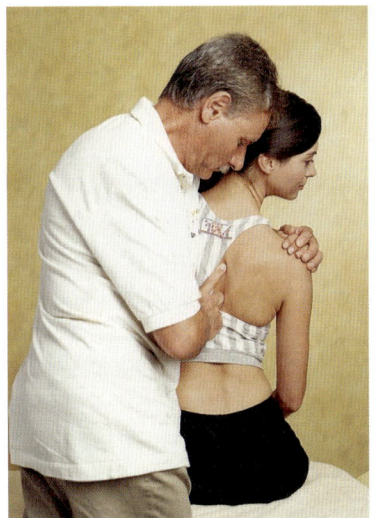
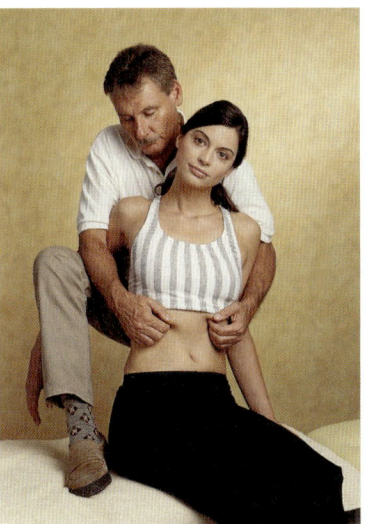

Die Arbeitsweise eines Osteopathen mutet vor allem den Laien bisweilen etwas seltsam an. Aber um zu einer richtigen Diagnose zu kommen und anschließend entsprechend behandeln zu können, muss der Osteopath seinen ganzen Körper einsetzen.

Die Wirkung der Osteopathie

Die osteopathische Medizin baut darauf auf, dass das körpereigene Regulations- und Immunsystem durch entsprechende Techniken angeregt und stimuliert wird. So können Krankheiten geheilt oder auch verhindert werden. Unter Krankheit werden zunächst einmal osteopathisch-strukturelle Fehlstellungen verstanden, die in der Weiterentwicklung zu einer eingeschränkten Organfunktion und damit zu einer Erkrankung führen.

Vorbeugend heilen

Die Bedeutung der osteopathischen Medizin in Bezug auf die Vorbeugung wird auch bei Neugeborenen und Säuglingen deutlich: Für sie ist eine frühzeitige osteopathische Untersuchung empfehlenswert.

Nach der Geburt wird durch osteopathisch-palpatorische (abtastende) Untersuchungen festgestellt, welche Strukturen durch den Durchtritt durch den Geburtskanal verändert sind, sich nicht wieder normalisiert und regeneriert haben. So können eventuelle sich nicht rückbildende Fehlstellungen, vor allen Dingen des Schädels oder auch des Körperstamms, rechtzeitig erkannt und mit den Methoden der Osteopathie behandelt werden.

Es ist oft erstaunlich, wie gerade bei Kleinkindern Fehlstellungen korrigiert werden können, was dann zu einer völlig anderen Entwicklung dieser Kinder im positiven Sinn führt. Leider ist dieses Vorgehen in Deutschland noch sehr wenig verbreitet.

Eine Kettenreaktion kommt in Gang

Diese Korrektur ist, wie auch beim Erwachsenen, nicht vergleichbar mit Impulstechniken, sondern hier wird eine Gewebe-, Muskel- oder Faszienspannung in einen normalen physiologischen Zustand gebracht. Der Körper und das ganze Regulations- und Haltesystem, beispielsweise im Bewegungsapparat, greifen diesen Reiz auf und normalisieren wie in einer Kettenreaktion oder einem Dominospiel dann dieses System der Fehlfunktion.

Deshalb kann man sagen, dass eine osteopathische Therapie eigentlich eine Regulationstherapie ist, die also in den regulativen Prozess des Körpers und seiner Funktionen eingreift. Daher ist es sehr sinnvoll, eine osteopathische Untersuchung auch ohne erkennbare Krankheitszeichen, also rein vorbeugend, durchführen zu lassen. So können eben diese Minimalveränderungen, die im Gesamtsystem »Körperfunktion« kompensiert oder scheinkompensiert worden sind, behoben werden.

Die inneren Organe

Bisher wurde das Zusammenspiel des Bewegungs- und Stützapparats dargestellt. Es ist aber ebenso wichtig, das Funktionieren innerer Organe zueinander zu untersuchen. Die »viszerale« Osteopathie, das ist die Bezeichnung für die auf die Organe bezogenen Diagnose- und Behandlungsformen (lat. viszeral = Eingeweide betreffend), beschäftigt sich mit der Motilität, d. h. der Bewegung der Organe zueinander, und der Mobilität, der Eigenbewegung des Organs. Die Organe haben entsprechend ihrer Aufgabe und Funktionsfähigkeit eine bestimmte Bewegung und ein bestimmtes Bewegungsmuster. Und hier gibt es Gesetzmäßigkeiten und darauf abgestimmte Testmöglichkeiten.

Die Hyperthermie

Mit Hilfe der Hyperthermie (Überwärmung) kann ein guter Osteopath das Problem ertasten: Mit der Hand fühlt er ein Wärme abstrahlendes Feld (Hyperthermie- oder Energiefeld) und beurteilt dessen Abstand zu der zu testenden Oberfläche: Je weiter die Hand dabei von dem zu untersuchenden Areal entfernt ist, desto eher handelt es sich um eine psychische oder psychosomatische Störung. Je näher man mit der Hand an die Körperoberfläche herangehen muss, desto eher ist es eine organische Störung.

Die Stillpoint-Technik

Die osteopathische Behandlung hat ebenso etwas mit energetischen Verfahren, wie z. B. die Akupunktur oder im weitesten Sinn das Bioresonanzverfahren, zu tun. Denn auch in der Osteopathie werden durch sanfte Techniken in Form von Druck, Zug oder Kompression

> Obwohl die inneren Organe, z. B. im Brust- oder Bauchraum, am Bauchfell, an Muskelansätzen oder an Faszien (bindegewebige Häute oder Platten) fixiert sind, sind sie nicht starr und unbeweglich.

Schwingungen auf Muskeln, Bänder oder Faszien übertragen. Dadurch kann das Gewebe mehrdimensional entspannt und in den normalen Zustand zurückgeführt werden. Diese Techniken werden in der Osteopathie als Stillpoint-Techniken bezeichnet. Das Verfahren hat das Ziel, dass die Gewebestrukturen eine völlig normale Bewegungsfähigkeit und ein geregeltes Spannungsmuster entwickeln. Das Geheimnis: Das Gewebe wird mehrdimensional, d. h. beispielsweise in drei Achsenebenen, auf einen so genannten Neutralpunkt oder die »Isoposition« eingestellt. Dann wartet man die Reaktion des Gewebes ab. Es wird in Eigenbewegung geraten, sich spannen und entspannen. Der Ruhepunkt, den das Gewebe dann erreicht, ist der Ausgleichspunkt, der Zentralpunkt für alle Ebenen und wird Stillpoint genannt.

Die osteopathische Diagnose ist eine Ganzkörperdiagnose, beachtet also auch die Weichgewebe sowie die Gelenkstrukturen; ebenso muss eine osteopathische Behandlung immer eine ganzkörperorientierte Behandlung sein.

Viel Erfahrung ist nötig

Dass diese Techniken sehr viel Erfahrung und einen sehr gut ausgebildeten Osteopathen erfordern, versteht sich dabei von selbst. Das, was durch diesen Stillpoint und die gewebeeigene unwillkürliche Bewegung an Energie in das körpereigene Regulationssystem eingegeben wird, ist von hoher Wichtigkeit und Wirksamkeit. Es ist ein Superenergiepool, den man hier initiiert, der sich über Stunden weiter aufbaut und zu einer hervorragenden Reaktion führt.

Energie und Peripherie

Eine osteopathische Behandlung orientiert sich nicht nur an den Symptomen, sondern erfasst die Gesamtenergetik des Körpers. Durch sie werden Hyperenergie (zu viel Energie), Hypoenergie (zu wenig Energie) oder sonstige Energiemangelzustände fühlbar gemacht, ähnlich wie durch die Pulsdiagnose bei der Akupunktur. Der Osteopath behandelt nicht da, wo es wehtut, sondern er wird erst einmal um die Schmerzstelle »herumschleichen«, um festzustellen: Welche Fehlstellungen sind beispielsweise knöcherner, gelenkbezogener Art, oder welche muskulären Dysbalancen gibt es, die auf eine Schmerzstelle von der Ferne her einwirken könnten? Und wenn sich der Osteopath sozusagen von der Peripherie in Richtung Schmerzstelle vorarbeitet, kann es sogar vorkommen, dass der Schmerzzustand, weswegen der Patient zur Behandlung kam, dadurch schon verschwunden ist. Das, was man dann an osteopathischen Behandlungen im Zentralpunkt des Schmerzes noch machen muss, ist verhältnismäßig wenig. Das bedeutet, die Störung war gar nicht dort, wo es wehgetan hat, sondern die Störung lag in völlig anderen Strukturen, die in der Peripherie oder in einigem Abstand zu diesem Schmerzpunkt lagen. Die Schmerzstelle, z. B. ein schmerzendes Knie oder zum Teil auch ein schmerzender unterer Rücken, war nur das Ende einer Verkettung von Fehlfunktionen.

Keine Symptomkuriererei

Über die Wirkungsweise der Osteopathie herrscht bis dato Unverständnis bei zahlreichen Krankenkassen und ihren Gutachtern. Das ganzkörperliche Prinzip der Osteopathie wird häufig noch verkannt. Beispiel: Eine Störung in der Funktionskette kann zu einer Bandscheibenerkrankung führen. Die Schulmedizin ist hierbei nach wie vor sehr symptomorientiert. Das bedeutet: Haben Sie Kniebeschwerden, dann muss das Knie behandelt werden. Ob vielleicht das Sprunggelenk eine Fehlstellung hat und damit Verursacher der Knieschmerzen ist, wird nicht untersucht.

Die Osteopathie ist jedoch keine symptomorientierte Therapie. Sie untersucht die Vernetzung unterschiedlicher pathologischer, also »kranker« Faktoren und Fehlstellungen. Dieses Globalitätsprinzip muss sich nicht nur bei der Schulmedizin, sondern auch noch bei einigen Patienten durchsetzen.

Die Grenzen der Osteopathie

Es gibt auch in der osteopathischen Medizin Kontraindikationen, die unbedingt genannt werden sollten. Keine ausschließlichen Ansatzpunkte für die Osteopathie sind beispielsweise eine akute Erkrankung der Gallenblase in Form einer Kolik, entzündliche Gelenkprozesse, wie

Die osteopathische Medizin in Diagnose, Therapie und Vorbeugung verlangt auch von den Leistungsträgern, den gesetzlichen und privaten Krankenkassen, ein Umdenken und eine Akzeptanz der ganzheitlichen Betrachtung.

Unter Kontraindikationen versteht man Krankheiten, Symptome oder sonstige Voraussetzungen eines Patienten, die dagegen sprechen, dass eine bestimmte Therapie bei dieser Person angewandt wird.

z. B. ein akuter Rheumaschub, schmerzhafte Wassereinlagerungen (Ödeme), Herzschwäche (dekompensierte Herzinsuffizienz), bös-, aber auch gutartige Geschwulste, arterielle sowie venöse Gefäßverschlüsse, akute Nervenschmerzen (Neuralgien) und Krebserkrankungen. Ein akutes Engwinkelglaukom (»grüner Star«) muss z. B. sogar umgehend von einem Augenarzt behandelt werden, da sonst innerhalb von drei bis fünf Tagen Blindheit droht.

> Wenn der Patient aus irgendwelchen psychischen Gründen nicht wirklich gesunden möchte, so wird es keine Therapie geben, die ihm gegen seinen Willen und gegen seine Motivation zur Gesundheit verhelfen wird.

Entscheidend – die psychische Bereitschaft

Die Grenzen einer osteopathischen Behandlung werden außerdem stark von dem Willen des Patienten beeinflusst. Grundsätzlich geht man davon aus, dass der Patient durch eine geeignete Therapie von seinem Leidensdruck und seinen Schmerzen befreit werden möchte, um sich wieder in die Gesellschaft integrieren zu können. Es gibt aber auch, wie Therapeuten nur zu gut wissen, eine Gruppe von Menschen, die ihrer sozialen Ausnahmestellung wegen gar nicht gesunden möchten, weil sie sonst ihren Sonderstatus und die damit verbundenen Privilegien, z. B. innerhalb einer Lebensgemeinschaft, verlieren würden.

Der Patient muss mitarbeiten

Bei der osteopathischen Technik, die sehr auf philosophischen Gedanken basiert, spielt die Energetik des Umfelds, sowohl die des Therapeuten als auch die des Patienten, eine entscheidende Rolle. Der Patient muss bei seiner Gesundung mithelfen, er muss wollen und seinen eigenen Beitrag leisten. Ansonsten wird der Erfolg minimal sein oder ganz ausbleiben. Daher ist der Osteopath als Psychologe und teilweise gleichzeitig als Philosoph gefragt: Will der Patient, der zu ihm kommt, wirklich von seinem Leidensdruck befreit werden oder hält er an seinem aufgebauten sozialen Sonderstatus fest?

Als Beispiel hierfür ein Fall aus der Praxis: Wir hatten vor Jahren eine Patientin mit Kopfschmerzen zu behandeln und versuchten alle möglichen Techniken der osteopathischen und manuellen funktionellen Medizin. Wir hatten bei der Patientin Fehlstellungen innerhalb des

Schädels festgestellt. Nachdem alle beseitigt waren und wir regelmäßig nachfragten, wie es ihr nun gehe, kamen nur zögernde Antworten: »Ach ja, wissen Sie, Herr Doktor, es will nicht so recht, es geht mir nicht besser. Im Gegenteil, ich hatte nach der letzten Behandlung viel mehr Kopfschmerzen.«

Kopfweh sicherte Privilegien

Sie sagte das immer im Beisein ihres Mannes. Wir versuchten dann einmal, sie allein zu befragen, ohne den Einfluss des Mannes – und tatsächlich zeigte sich ein völlig anderes Bild: Beide kannten sich aus ihrer Hochschulzeit, heirateten und bekamen noch während des Studiums zwei Kinder, mit der Folge, dass sie ihr Studium abbrach. Inzwischen waren die Kinder schon lange erwachsen und selbst berufstätig. Die Frau allerdings rächte sich noch heute mit dieser Krankheit und deren Symptomen an ihrem Mann. Sie sagte uns wörtlich dazu: »Ich konnte mein Studium der Kinder wegen nicht beenden, mein Mann machte Karriere, und ich benutze die Krankheit, um wenigstens innerhalb unserer Familiengemeinschaft eine Sonderstellung zu bekommen.« Wir verzichteten daraufhin auf weitere Behandlungen, weil sich unter einer solchen Voraussetzung kein Erfolg einstellen kann.

Es ist gar nicht so selten, dass die Vorteile, die sich aus einer Krankheit für den Leidenden ergeben, den Wunsch nach Gesundung überlagern. Zwei, meist unbewusste Motive hierfür sind beispielsweise die Befreiung von unerträglichen Leistungsanforderungen und der Wunsch nach mehr Zuwendung.

Kopfschmerzen und Migräne, die auf Fehlstellungen der Schädelknochen zueinander beruhen, kann ein Osteopath erfolgreich therapieren. Sind die eigentlichen Ursachen der Schmerzen jedoch psychischer Natur, ist auch ein versierter Osteopath letztendlich machtlos.

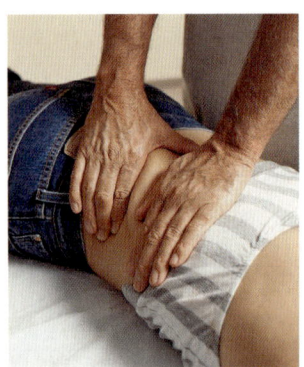

Der Osteopath nutzt sein hochsensibles »Hand«-Werkszeug für Diagnose und Behandlung.

Die osteopathische Behandlung

Für wen die Therapie geeignet ist

Unser Körper stimmt alle lebensnotwendigen Funktionen in ständiger Bewegung aufeinander ab. Ein Großteil dieser Mobilität ist uns selten bewusst. Hierzu zählen der pulsierende Blutstrom, die rhythmische Atembewegung, die unwillkürliche Arbeit unserer Verdauungsorgane, das Strömen der Körperflüssigkeiten und schließlich die Bewegungen der Muskulatur, Sehnen, Gelenke und Bindegewebe.

Werden die Bewegungen einzelner Körperstrukturen eingeschränkt, beeinflusst das deren Funktion. Ist die Funktion einer Struktur gestört, zeigt sie sich in einer veränderten Beweglichkeit.

Bei verlagerten Symptomen

Nicht immer signalisiert uns der Körper eine Funktionsstörung durch Schmerzen oder andere Beschwerden. Unser Organismus ist sehr anpassungsfähig und kann so manche Störung wie Fehlhaltungen, stressbedingte Verspannungen oder sogar Verletzungen lange Zeit ausgleichen. Dabei wird die eingeschränkte Funktion von anderen Körperstrukturen übernommen.

Auf diese Weise verlagern sich Funktionsstörungen und wirken sich auf andere Bereiche des Körpers aus. Ist aber die Ausgleichsfähigkeit des Körpers erschöpft, dann genügt schon ein kleiner physischer oder psychischer Einfluss, um unverhältnismäßig starke Reaktionen hervorzurufen. Diese können dann möglicherweise an einer ganz anderen Stelle des Körpers auftreten. Oft liegt also die Lösung für Beschwerden gar nicht dort, wo wir Schmerzen empfinden. Spätestens hier setzt die Arbeit des Osteopathen an.

Oft genügen Kleinigkeiten, um bei unerkannten Funktionsstörungen das Fass zum Überlaufen zu bringen: So kann z. B. ein Luftzug oder eine ungeschickte Bewegung einen Hexenschuss provozieren.

Der Weg zum Spezialisten

In Deutschland gibt es nur zwei Heilberufe, das sind der Arzt und der Heilpraktiker. Der Arzt ist an die Approbationsordnung und der Heilpraktiker an das Heilpraktikergesetz gebunden. In anderen Ländern gibt es darüber hinaus die Berufsgruppe der Osteopathen, wie beispielsweise in Frankreich, England und vor allen Dingen in den USA, wo auch die Ausbildung an der Universität möglich ist.

Die Berufsbezeichnung »Osteopath« ist in Deutschland demnach also gesetzlich nicht definiert und muss immer im Zusammenhang mit der Nennung »Arzt« oder »Heilpraktiker« erfolgen, so dass der Patient klar erkennt, er geht zu einem Arzt oder zu einem Heilpraktiker. Beide haben sich aber dann einer Zusatzausbildung, einer so genannten Weiterbildungsmaßnahme, unterzogen und die Bezeichnung »Osteopath« erworben.

Auf genaue Bezeichnung achten

Die Beschriftung des Praxisschilds eines Osteopathen könnte lauten: »Dr. XY, Arzt, Osteopath« oder »XY, Heilpraktiker, Osteopath«. Statt Osteopath kann man allerdings auch Osteopathie schreiben. Von der beruflichen Gesetzgebung her müsste es eigentlich Osteopathie heißen. Wichtig zu wissen ist jedoch, dass Osteopathie lediglich in einer Kurzausbildung in Form von Fachfortbildungsmaßnahmen gelehrt wird. Ein Osteopath hingegen muss ein langjähriges Weiterbildungsprogramm mit Zwischenprüfungen durchlaufen, um letzten Endes dann die Prüfung als Osteopath absolvieren zu können.

Die Ausbildung zum Osteopathen

In Deutschland ist die Ausbildung berufsbegleitend organisiert, beispielsweise von einigen Berufsverbänden, die auch osteopathische Fachverbände sind und entsprechende Schulen unterhalten, wie beispielsweise die »Still-Akademie«. Weiter gibt es in Deutschland eine so genannte postgraduierte Ausbildung in klinischer Osteopathie, sie

Bei der Verwendung des Begriffs »Osteopathie« weiß der Patient nicht, welche Ausbildungsqualifikationen sich dahinter verbergen. Wenn sich aber jemand Osteopath nennt, kann man davon ausgehen, dass es sich hierbei um einen voll ausgebildeten Therapeuten handelt.

wird von der Deutschen Akademie für osteopathische Medizin in Hamm durchgeführt. Dort ist die Grundvoraussetzung eine fachliche medizinische Ausbildung in Form eines Studiums. Und auf dieses Studium wird dann die osteopathische Weiterbildungsmaßnahme aufgebaut, die auch hier über mehrere Jahre läuft und mit Praktika und einer Abschlussprüfung endet.

Im Allgemeinen dauert diese Ausbildung sechs Jahre, wovon fünf Jahre Weiterbildungsmaßnahmen sind, also Unterricht mit jährlichen Prüfungen. Das sechste Jahr ist das so genannte Diplomjahr: Praktika und eine Assistenzzeit werden absolviert, und schließlich muss eine Diplomarbeit geschrieben werden. Nach einem erfolgreichen Abschluss ist man dann Osteopath.

Es gibt bei den Ausbildungsgängen »Osteopathie« und »Osteopath« also große Unterschiede: Der erste umfasst z. B. Wochenendlehrgänge mit vielleicht 80 Stunden, der andere eine osteopathische Weiterbildungsmaßnahme mit einer Dauer von 800 bis 1100 Stunden. Außerdem sind innerhalb dieses Ausbildungsgangs noch freiwillige Spezialisierungen, beispielsweise auf Kinderosteopathie, möglich.

> Die Ausbildung zum Osteopathen kann hoch qualifiziert sein, dann wird vom Osteopathen ein hohes Maß an allgemeinen und vor allem medizinischen Kenntnissen verlangt. In einer Kurzausbildung zur Osteopathie ist das hingegen nicht der Fall.

Die Anamnese

Bevor sich der Osteopath die körperlichen Beschwerden anschaut, wird er sich zunächst mit dem Patienten zusammensetzen und nach dessen Krankheitsgeschichte fragen. Das ist in der Osteopathie sehr wichtig, denn es ist für den weiteren Behandlungsverlauf entscheidend, den Patienten als Individuum kennen zu lernen und ein Vertrauensverhältnis aufzubauen.

Wie das Erstgespräch abläuft

In einem Anamnesegespräch werden als Erstes Formalitäten festgehalten, also Name, Alter und Beruf. Anschließend geht es um die Beschwerden des Patienten. Wie äußern sie sich genau, wo treten sie wann auf, wie stark sind sie, und seit wann leidet der Patient darunter?

Wichtig ist auch die Frage, wie er bisher behandelt wurde, welche Medikamente und Therapien verabreicht wurden. Der Osteopath begibt sich sozusagen auf Spurensuche; neben gravierenden Ereignissen wie Unfällen, Operationen oder schweren Krankheiten können auch vermeintliche Kleinigkeiten im Leben des Patienten ausschlaggebend sein. Denn im Lauf der Jahre summieren sich viele einzelne Symptome und Probleme zu einem größeren Komplex.

Viele Details zählen

Körper und Seele versuchen vielleicht schon seit vielen Jahren, einen Ausgleich zu finden, der Patient leidet deshalb unter Beschwerden. Aus diesem Grund ist es wichtig, dass der Osteopath einen sehr genauen Gesamteindruck des Patienten bekommt. Fragen nach den Lebensgewohnheiten wie Ernährung, Schlaf, Freizeitgestaltung, Alkohol- und Nikotingenuss gehören somit auch in das Anamnesegespräch. Eine wichtige Regel der Osteopathie ist: Der Körper vergisst nichts, das Gedächtnis dagegen schon.

Ziel des Osteopathen ist es, ein möglichst objektives Bild des Patienten zu erhalten – das ist der Grundstein für eine erfolgreiche Behandlung.

Sehr präzise und ausführliche Fragen durch den Osteopathen sind unerlässlich, denn dadurch wird der Patient möglicherweise an ein Ereignis erinnert, dessen Vorkommnis für die weitere Behandlung entscheidend sein kann.

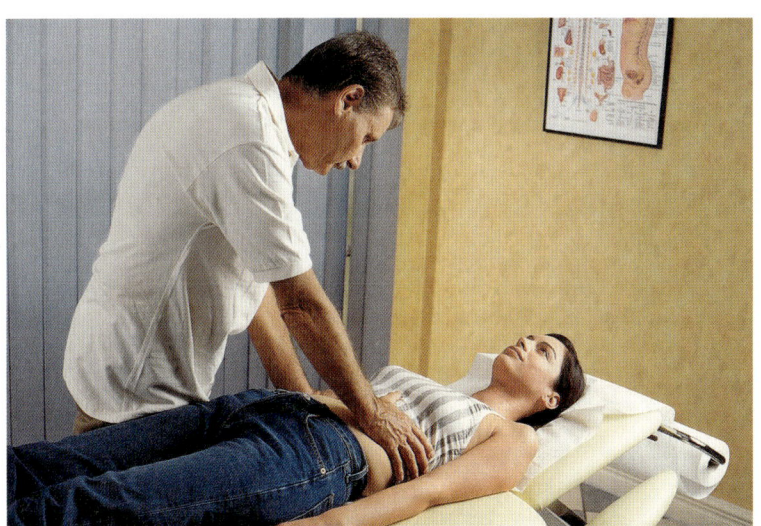

Bevor der Osteopath mit der körperlichen Untersuchung beginnt (im Bild testet er gerade Zwerchfell und Brustkorb auf Bewegungseinschränkungen), macht er sich mittels eines ausführlichen Gesprächs ein Gesamtbild vom Zustand seines Patienten. Er erfragt dazu Krankheitsgeschichte sowie Lebensumstände und -gewohnheiten.

Die Untersuchung

Nachdem der Osteopath einen fundierten Eindruck vom Patienten gewonnen hat, kann die manuelle Untersuchung beginnen. Doch die Anamnese ist zu diesem Zeitpunkt keineswegs zu Ende. Auch während der Therapie und zu Beginn jeder neuen Behandlungssitzung wird der Osteopath den Patienten erneut befragen, um sich über den Heilungserfolg ein Bild zu machen. Denn die osteopathische Behandlungsmethode entwickelt sich analog weiter, d. h., sie passt sich den Reaktionen des Organismus des Patienten an.

Für viele Patienten ist unverständlich, warum sie z. B. an den Füßen behandelt werden, obwohl sie Schmerzen im Schulterbereich haben. Doch eine Fehlstellung in bestimmten Bereichen des Fußgelenks kann sehr wohl über einen langen Zeitraum hinweg Rücken- oder Schulterschmerzen auslösen.

Der ganze Körper wird mit einbezogen

In der osteopathischen Medizin wird der ganze Körper untersucht, alle weichen Teile wie Faszien und Muskeln sowie die knöchernen Anteile, wie Wirbelsäule und Gelenke. Das bedeutet, wenn ein Patient einen Schulterschmerz verspürt, so ist nach der erfolgten Untersuchung auch festzustellen, wo es sekundäre Störungen gibt, die das Krankheitsbild des Schulterschmerzes eventuell erst hervorgerufen haben. Beispielsweise wäre dies möglich durch Veränderungen im Übergang der Halswirbelsäule zur Brustwirbelsäule, ebenso der Verbindungsstellen des Brustbeins mit den Schlüsselbeinen.

Der Osteopath wird also nicht nur das Schultergelenk mit seinen Teilgelenken auf Fehlstellung und Fehlfunktion hin untersuchen, sondern im Sinn der ganzheitlichen Betrachtungsweise die Funktion der peripheren Gelenke mit in die Untersuchung und dann auch in die Behandlung einbeziehen.

Alle Gelenkfunktionen werden geprüft

Das bedeutet, die osteopathische Behandlung oder die Philosophie der osteopathischen Medizin ist die globale, ganzheitliche Behandlung des Bewegungs- und Stützapparats. Das fängt in der Untersuchung damit an, dass die Funktionen einzelner Gelenke sowie der Wirbelsäule geprüft werden. Der Osteopath legt auf die so genannte Achsengeometrie Wert, d. h., er beachtet mögliche Fehlstellungen der Achsen. Denn Fehlstellungen der Knochenpartner, der Gelenkpartner, des Beckenrings und damit natürlich auch eine kräftemäßige Abweichung von der normalen Belastungssituation führt über Jahre hinweg zu einer Überlastung bestimmter Bandscheiben, Gelenk- oder muskulärer Anteile. In der Folge entsteht daraus der Schaden.

Sanfte Hilfe zur Selbstregulierung

Somit ist die osteopathische Behandlung eine weiche, schonende, in der Regel wenig oder kaum schmerzhafte Behandlung, die darauf ausgerichtet ist, dem Körper seine normale Statik und damit seine normale biomechanischen Abläufe wieder zurückzugeben. Mit Hilfe der Korrekturen werden die Selbstheilungs- und Regulationskräfte des Körpers angeregt. Es sind ausschließlich leichte und »weiche« Techniken, die bewirken, dass der Körper eine Eigenkorrektur vornimmt. Dies verbessert nicht nur die Statik und vermindert pathologische (krankhafte) Kraftspitzen, die zu Schäden und Gelenkabnutzungen führen, sondern verbessert auch das allgemeine Wohlbefinden, die psychische Ausgeglichenheit und die Zirkulation von Blut und Lymphe.

Die osteopathische Behandlung kann auch zur Vorbeugung eingesetzt werden. Nach einer funktionellen ganzkörperlichen Untersuchung kann mit bestimmten Verfahren das Gesamtsystem körperlicher Regulationsfähigkeiten und Stützfunktionen verbessert werden.

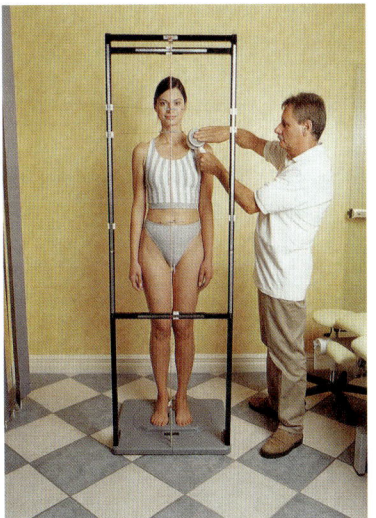

Mit Hilfe dieses Messrahmens kann der Osteopath mögliche Abweichungen der Körperachsen von der Norm feststellen: Schiefstand und Verdrehung des Beckens z. B. haben zum Teil schwer wiegende negative Auswirkungen auf die gesamte Statik und damit auf viele Bewegungsabläufe des Körpers.

Von den Beschwerden zur Heilung

Die folgende Übersicht soll Ihnen einen schnellen Überblick über den typischen Verlauf einer osteopathischen Behandlung von der Diagnosestellung bis hin zur erfolgreichen Therapie geben.

▶ Beschwerden

Mitunter liegen die Ursachen für eine momentane Schmerzsymptomatik Jahre zurück. Sie können unterschiedlichster Natur sein: beispielsweise eine sich langsam entwickelnde Fehlhaltung oder die Spätfolgen eines operierten Bandscheibenvorfalls oder auch ein umgeknickter Fuß, der zu Beschwerden in der Halswirbelsäule und sogar im Kieferapparat führen kann.

Oft liegen die Ursache der Beschwerden und der Schmerzpunkt im Körper räumlich weit auseinander, dort, wo man sie normalerweise nicht vermuten würde.

So kann der Grund für Atemnot oder Sodbrennen beispielsweise auch in einem verspannten Zwerchfell zu finden sein. Ebenso können scheinbar unbedeutende Verletzungen mit der Zeit erhebliche Auswirkungen in Form von Schmerzen nach sich ziehen. Häufig war der Patient bereits bei einem Vertreter der Schulmedizin, der ihm nicht nachhaltig helfen konnte. Nach anfänglicher Linderung, z. B. durch Spritzen, traten die Schmerzen nach einiger Zeit wieder auf, weil diese Therapie nur die Symptome, nicht aber die Ursache bekämpft hatte.

▶ Untersuchung

Im Anschluss an eine sehr ausführliche Anamnese (d. h. die Erfragung der gesamten Krankheitsgeschichte des Patienten durch den Osteopathen) erfolgt eine gründliche manuelle (mit den Händen) und optische (mit den Augen) Untersuchung. Dabei wird immer der gesamte Körper mit einbezogen und nicht nur die schmerzende Körperregion. Stellung und Funktion der einzelnen Muskeln und Gelenke werden bei der osteopathischen Untersuchung mit speziellen Techniken ebenso überprüft wie die Beschaffenheit der übrigen Gewebe.

▶ Diagnosestellung

Nach der Untersuchung wird der Osteopath eine Diagnose stellen, die dem ganzheitlichen Anspruch gemäß in sich schlüssig ist und die Ergebnisse der Untersuchung sowie die einzelnen Symptome in einen Zusammenhang bringt. Das schließt jedoch nicht aus, dass die Diagnose im Verlauf der anschließenden Behandlung weiter präzisiert und ergänzt werden kann. Denn auch während des gesamten Therapieverlaufs verliert der kontinuierliche Untersuchungsaspekt nicht an Bedeutung.

▶ Therapie

Ausgehend von der Untersuchung mit der daraus resultierenden Diagnose wählt der Osteopath eine bestimmte Therapietechnik oder schlägt eine Kombination von verschiedenen Techniken vor. Das Hauptziel der Therapie besteht darin, die Ursachen des Schmerzes anzugehen und die natürlichen Gelenkfunktionen zu mobilisieren sowie die muskuläre Beweglichkeit wiederherzustellen.

Von den Beschwerden zur Heilung

Dazu muss der Patient einen eigenen Beitrag leisten, sei es in Form von aktiven Muskelbewegungen und/oder in Gestalt von Atemübungen. Osteopathisch orientierte Verfahren eignen sich auch als ergänzende Maßnahme zur Rehabilitation, z. B. nach einer Bandscheibenoperation. Denn es kommt hier nicht nur darauf an, die Bänder und Muskeln zum Zweck der Stabilisierung zu stärken, sondern auch darauf, die ursächliche Fehlhaltung dauerhaft zu korrigieren. Andernfalls kann es auf mittelfristige Sicht zu einem erneuten Bandscheibenschaden kommen.

▶ Begleitende und ergänzende Therapien
Grundsätzlich können osteopathische Methoden ausgezeichnet mit anderen Therapieformen sinnvoll kombiniert werden. Dafür bieten sich in erster Linie physikalische und funktionale Behandlungsformen an, wie beispielsweise Chirotherapie, Krankengymnastik, Massage, thermische Anwendungen, äußerliche Wirkstoffbehandlungen wie Steinölpackungen und Heublumensäcke sowie Akupunktur und Farb- und Lichttherapie.

▶ Dauer der Behandlung
Je nach Schwere und Komplexität des Einzelfalls kann die Therapie unterschiedlich lange dauern. Außerdem kommt es darauf an, in welchen Abständen die Sitzungen erfolgen. Sehr oft stellen sich bereits nach sechs bis acht Sitzungen Erfolge ein, manchmal sogar früher. Legt man eine Behandlungsfrequenz von zwei Sitzungen pro Woche zugrunde, ist der Patient möglicherweise bereits nach vier Wochen beschwerdefrei. Als Alternative kommt auch eine stationäre »Crash-Behandlung« in speziellen Therapiezentren in Betracht. Wegen der damit verbundenen Intensität der Betreuung ist der Aufenthalt dort verhältnismäßig kurz bemessen.

▶ Nachuntersuchung
Nach der Therapie wird der Patient angehalten, sich nach einer Zeit von zwei bis sechs Monaten wieder zur Nachuntersuchung vorzustellen. Diese Untersuchung ist gewöhnlich ein fester Bestandteil der Patientenbetreuung, um festzustellen, ob die Behandlung auch dauerhaft erfolgreich war. Wenn das nicht der Fall ist, muss die Behandlung fortgesetzt bzw. wieder aufgenommen werden.

▶ Kosten
Die gesetzlichen Krankenkassen kommen für eine osteopathische Behandlung grundsätzlich nicht auf. (Nachfragen sollten Sie aber trotzdem!) Privat Krankenversicherte bekommen im Normalfall die Kosten erstattet. Entsprechendes gilt für beihilfeberechtigte Patienten und Angehörige der Postbeamtenkrankenkasse. Abgerechnet wird überwiegend nach der Gebührenordnung für Heilpraktiker (kurz: GebüH), da die Honorierung osteopathischer Leistungen nicht einheitlich geregelt ist. Auf Selbstzahler kommen Kosten etwa zwischen 120 und 150 DM pro einstündiger Osteopathiesitzung zu.

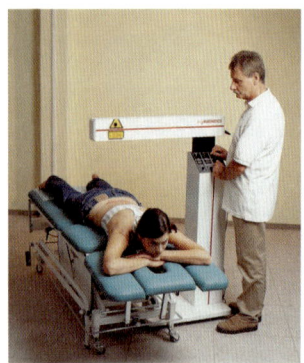

*Ein äußerst wichtiges Hilfs-
mittel für den Osteopathen
ist eine variabel einstellbare
Behandlungsliege.*

Technik und Therapie

Die Finger oder eigentlich die Hände sind das Werkzeug des Osteopathen. Osteopathie kann quasi unblutige Chirurgie sein. Das bedeutet,
der Therapeut muss die gesunden und kranken anatomischen Strukturen schon sehr genau kennen, wenn er sein Ziel erfolgreich erreichen
will. Der Osteopath weiß die Bewegungsfähigkeiten einzuordnen und
kann die normale Situation von der krankhaften Situation klar unter-
scheiden. Abhängig von den Untersuchungsergebnissen gibt es Techniken in der organbezogenen »viszeralen« Osteopathie, mit Hilfe derer
die falschen Bewegungsmuster der inneren Organe und der Organ-
gruppen zueinander wieder normalisiert werden. In diesem Kapitel
wird die Technik der Osteopathie anhand von verschiedenen Beispie-
len dargestellt.

Mit Tastgefühl und siebtem Sinn

Es ist beachtlich, dass selbst schwierige Fälle in der osteopathischen
Medizin nur mit den Händen, mit den Fingern, mit bestimmten Griff-
und Haltetechniken erfolgreich behandelt werden können. Ein wichtiges Hilfsmittel dabei ist eine gut einstellbare Behandlungsliege, die
Variationsmöglichkeiten und unterschiedliche Lagetechniken bietet.
Aber das größte Kapital eines guten Osteopathen sind sein Wissen, ein
bisschen vom so genannten siebten Sinn und ein sehr stark ausgepräg-
tes Tastgefühl mit hoher Sensibilität.

Symptomorientierung wäre ein Kunstfehler

Die genannten Komponenten sind also das Betriebskapital, mit dem
man vielen Menschen helfen kann, die schon lange Leidensodysseen
hinter sich haben. Deshalb ist es methodisch und auch vom Verständnis der osteopathischen Medizin her falsch, einen Organbereich her-

Der Osteopath wird Ihnen,
wenn es ihm notwendig er-
scheint, ergänzend andere
medizinische Therapien
oder Medikamente emp-
fehlen. Häufig ist es aber
so, dass man keine zusätz-
lichen Injektionen, Tabletten oder technischen
Gerätschaften braucht.

auszugreifen, der symptomatisch auffällt, und nur diesen zu behandeln. Das entspricht nicht der Methodik, der Philosophie und letztlich nicht der Technik in der Untersuchung und Therapie der osteopathischen Medizin. Schmerzt beispielsweise die rechte Schulter, so wird der Osteopath nicht nur diese behandeln, sondern er wird ebenso die Halswirbelsäule und die linke Schulter untersuchen und nach Fehlstellungen und Bewegungseinschränkungen fahnden, um diese dann auch zu beheben. In das osteopathische Behandlungskonzept gehören also in diesem Fall beide Schultern und die Halswirbelsäule. Ausschließlich die rechte Schulter zu behandeln, wäre eine symptomorientierte Therapie – sozusagen ein osteopathischer »Kunstfehler«.

Die Funktionsachsen

Um einen Bewegungsablauf harmonisch und im Gleichgewicht durchführen zu können, orientiert sich der Mensch in aufrechter Stellung an bestimmte Achsen. Das sind die senkrechte und die waagerechte Körperachse sowie die Sagittalebene (die senkrechte Ebene, die man durch den Scheitel legen kann). Sie alle stehen im rechten Winkel zueinander und bilden die Stand- und Funktionsachsen.

Die Kräfte müssen im Lot sein

Wenn sich der Körper beispielsweise leicht seitwärts neigt (der Grund könnte ein verkürztes Bein sein) und damit von der senkrechten Linie abweicht, wird es (wie in der Statik ja auch üblich) zum Aufbau von so genannten resultierenden Querkräften kommen. Auf dieser einfachen Erkenntnis basieren die Darstellungen von Kräfteparallelogrammen, wie sie wohl die meisten in ihrer Schulzeit gezeichnet haben.
Häufig kommen noch weitere Abweichungen in dieser Achsengeometrie hinzu. Neben einer Seitneigung des Oberkörpers kann es auch eine Vorwölbung geben. Dann ist der Körper ebenfalls aus der Lotrechten heraus gedehnt, und es entstehen wieder Querkräfte. Und wenn dazu jetzt noch eine Drehung des Oberkörpers um die waagerechte Achse

Auch der Patient muss umdenken: Er muss sich im Klaren darüber sein, dass die Osteopathie ganzheitlich ansetzt, und dass er medizinische Leistungen bezahlen wird, die auf den ersten Blick über die für ihn notwendige Behandlung der Schmerzstelle hinausgehen.

kommt, haben wir bereits eine Abweichung in drei verschiedene Achsen (eine so genannte dreidimensionale Abweichung): eine seitliche Neigung, eine Vorwärtsbeugung und eine Drehung.

Aufgrund dieser bereits gravierenden Fehlstellung (im Beispiel: des Oberkörpers im Stehen) ergibt sich eine ganze Reihe von resultierenden Querkräften. Sie wirken auf die Wirbelsäule und verstärken sich dort, wo die Krümmung der Wirbelsäule in eine gegenläufige übergeht, z. B. am Übergang von Brustwirbelsäule zu Lendenwirbelsäule oder von Brustwirbelsäule zu Halswirbelsäule. In diesen »Umkehrpunkten« der physiologischen Krümmung der Wirbelsäule entstehen konzentrierte Kräfte, die also nicht physiologisch sind, sondern stark krank machende Ursachen haben.

Fehlstellungen entwickeln sich

Die Wirkung der Kräfte ist in diesen Umkehrzonen wesentlich höher als an anderen Stellen, was dazu führt, dass sich der Stütz- und Bewegungsapparat des Menschen anpasst. Mögliche Folgen sind beispielsweise eine Fehlstellung des Beckenrings oder Probleme im Hüft-, Knieund/oder Sprunggelenk der Füße.

Die Störung kann sich aber auch im Mittelpunkt des statischen Systems, also an den Endpunkten der Wirbelsäule (Steißbein und Übergang zum Schädel), bemerkbar machen. In diesen Endpunkten kommt es zuerst zu angepassten und später zu krankhaften, nicht angepassten Kompensationen (Ausgleichsbemühungen), die sich durch Fehlstellungen in diesen Gelenkbereichen bemerkbar machen.

Eine Fehlstellung ist aber gleichzeitig eine Fehlfunktion, so dass es zu weiteren Auswirkungen kommt. Von den Schädelknochen aus kann sich die Störung so fortsetzen, dass Kiefergelenkbeschwerden bis hin zu Seh- und Hörstörungen sowie Ohrgeräusche und eine Reihe von Kopfschmerzformen auftreten. Im unteren Lendenwirbelbereich können die Störungen Ursache unklarer Geschehnisse im Bauch- und Beckenraum sein und in den Gesäß- und oberen Beinbereich ausstrahlen. Auch hier ist wieder die Kausalität, also die Erforschung des ursächlichen Zusammenhangs, sehr wichtig.

Speziell in der Krankheitsvorbeugung spielt die Osteopathie eine große Rolle. Deshalb macht es Sinn, Neugeborene osteopathisch untersuchen und behandeln zu lassen; auch die Mütter während und nach der Schwangerschaft sollten dies tun – ganz besonders dann, wenn Rückenschmerzen die Schwangerschaft begleiten.

Die Folgen für die Bandscheibe

Ein anderer Fall wäre beispielsweise ein zu kurzes Bein, das nicht aufgrund einer anatomischen Variation entstanden ist. Dies ist sehr selten und meist durch eine erworbene Fehlstellung bedingt. Das zu kurze Bein bedeutet eine Beckenschiefstellung und eine Veränderung und Verdrehung der dem kurzen Bein zugehörigen Beckenschaufel nach hinten. Somit liegt im Beckenring nicht nur eine Abweichung von der waagerechten Orientierungsebene vor, sondern zusätzlich noch eine Rotation nach hinten. Auch hier treten neben den resultierenden Kräften ebenso Scherkräfte auf, und zwar durch die Rotation der Beckenschaufel nach hinten.

Scherkräfte bedeuten aber den Aufbau eines Drehmoments, das abhängig ist vom Körpergewicht, von der senkrecht auf den Wirbel wirkenden Belastungskraft und dem Durchmesser der Wirbelkörper bzw. der Bandscheibe. Das Drehmoment und die Scherkräfte wirken naturgemäß im Bereich der größten Biegung der Wirbelsäule, also am Übergang des untersten Lendenwirbels zum ersten Steißbeinwirbel. Daher treten hier die meisten Bandscheibenverschiebungen und Bandscheibenvorfälle auf.

> Unterschiedliche Beinlängen kommen sehr häufig vor und bleiben oft lange unbemerkt. Bereits ein Längenunterschied von einem halben Zentimeter kann aber auf Dauer zu erheblichen Beschwerden führen, wenn er nicht ausgeglichen wird.

So entsteht der Rückenschmerz

▶ Es kann eine sehr starke Krafteinwirkung partiell auf die Bandscheibe entstehen.

▶ Durch das von der Norm abweichende Bewegungsmuster kommt es zu einem Vor- oder grundsätzlichen Verschieben, also zur Lageveränderung der Bandscheibe zwischen den Wirbelkörpern.

▶ Werden diese Achsenabweichungen nicht gezielt behandelt, entstehen Überlastungsschäden, wie beispielsweise ein erhöhter Verschleiß der Bandscheibe, eine so genannte Höhenminderung.

▶ Diese Krankheitsbilder sind sehr schmerzhaft, schränken die Beweglichkeit ein und führen zu einer schmerzorientierten Schonhaltung, die den krankhaften Prozess noch verstärken kann.

Arthrose durch Fehlstellungen

▶ Überlastungsschäden wie eine Verschleißarthrose im Kniegelenk können eine Folge nicht behandelter Achsenabweichungen sein.

▶ Die Fehlstellung beeinflusst den Bewegungsablauf des Kniegelenks. Beugen und Strecken machen Probleme.

▶ Darüber hinaus ruft das gestörte Drehmoment mit der Zeit eine Überstrapazierung der Bänderstrukturen hervor. Vor allem das vordere und hintere Kreuzband sind betroffen.

▶ Im weiteren Verlauf werden auch der innere oder der äußere Meniskus überlastet.

Die Folgen für Gelenke und Bänder

Der Bewegungsapparat ist ein äußerst komplexes System, wie gerade am Aufbau der Gelenke deutlich wird. Die Blockade eines Elements kann eine ganze Kettenreaktion von Beschwerden auslösen.

Die beschriebene Achsengeometrie findet sich in jedem Gelenk. Zwischen den beiden Gelenkpartnern eines beliebigen Gelenks, beispielsweise eines Scharniergelenks, liegen Gelenkachsen und Drehachsen. Weichen diese Achsen voneinander ab, d. h., ist der Winkel nicht rechtwinklig, so haben wir es mit einem fehlgestellten, in diesem Fall schief gestellten Gelenk zu tun. Häufig beobachtet man das bei Kniegelenken. Im Röntgenbild kann man dabei feststellen, dass die Drehoder Funktionsachse zur anatomischen Achse des Ober- und Unterschenkelknochens nicht senkrecht steht, sondern eine Neigung erfährt. Dadurch kommt es wieder zu resultierenden Kräften, die auf die Gelenkstrukturen, auf die Bänder und vor allen Dingen auf die Gelenkhäute wirken.

Die osteopathischen Techniken

Das Grundsätzliche einer osteopathischen Behandlung ist das so genannte Barrieremodell: Die normale Gelenkbeweglichkeit oder die muskuläre Beweglichkeit wird therapiert. Der Osteopath wird nie einen Muskel überdehnen, ihn schädigen oder verletzen. Sein Ziel ist es, die durch die Erkrankung verminderte Gelenkmobilität wiederherzu-stellen und die Ursache der Störung herauszufinden. Im Folgenden werden Ihnen einige Techniken der Osteopathie vorgestellt – im Rah-men dieses Ratgebers kann es sich aber nur um einen Auszug der mög-lichen Verfahren handeln.

Die Muskelenergietechnik (MET)

Ein wichtiges osteopathisches Verfahren ist die Muskelenergietechnik (MET). Hier spannt der Patient unter Anleitung des Therapeuten in ei-ner ganz bestimmten Stellung einzelne Muskeln an. Der Therapeut hält mit seiner Kraft dagegen, und jedem Anspannen folgt ein Ent-spannen, ein so genanntes Release. Dabei wird die Richtung der An-spannungskraft immer wieder verändert. Der Therapeut muss hier also viel Fingerspitzengefühl beweisen. Durch diese Technik wird die Mobi-lität verbessert und das Muskelsystem in eine Balance gebracht.

Das Myofacziell-Release

Bei dieser Technik lässt der Therapeut auf eine bestimmte Körperstelle ganz wenig Kraft einwirken und wartet die Reaktion des Gewebes ab. Er »horcht« also, wie das Gewebe antwortet, und folgt diesen Bewe-gungen. Diese unkontrollierte Eigenbewegung des Gewebes wird als Unwinding bezeichnet. Anschließend wird das Gewebe mit einem so genannten Stillpoint zur Ruhe gebracht, man wartet wieder das Re-lease (Entspannen, siehe oben) ab und erhöht somit die Funktionalität besonders der weichen Gewebe, der Bänder und speziell der Faszien.

Die funktionelle Technik

Hierbei stellt der Therapeut die Gelenkpartner beispielsweise dreidi-mensional zueinander ein, bis er den Punkt der geringsten Spannung hat, die so genannte Isoposition. An diesem Punkt hält man die Span-nung etwas aufrecht und gibt hinterher, beispielsweise durch einen Atemstoß, einen Impuls an das System.

Mit Hilfe der Muskel-energietechnik lässt sich jedes durch Muskeln be-wegte Gelenk so behan-deln, dass Bewegungsein-schränkungen gelöst werden.

Die Strain- und Counterstrain-Technik

Bei dieser Technik geht es um Kraft und Gegenkraft. Auch hier wird z. B. ein Gelenk oder Segment der Halswirbelsäule in eine bestimmte dreidimensionale Position gebracht und bis in die schmerzfreie Position hinein fixiert. Mit dieser Technik kann der Patient von seinem Schmerz befreit werden, über Nervenbahnen bis hin zum Gehirn. Der Therapeut hält dabei die Position etwa eine Minute lang und löst dann dieses System wieder, indem er in die Normalposition zurückgeht.

Eine von uns veränderte Technik liegt zwischen der funktionellen und der Counterstrain-Technik. Wir stellen auch ein Gelenk dreidimensional ein, bis die Schmerzbefreiung eintritt, fixieren diese Position, nur im Unterschied zu den klassischen Verfahren lassen wir den Patienten eine sehr impulsive Atembewegung ausführen und lösen damit die Einschränkung des Gelenks. Eine Technik, die sich besonders im Bereich der Halswirbelsäule bewährt hat.

Jeder Muskel besitzt einen Spannungspunkt, der bei der Strain- und Counterstrain-Technik gezielt behandelt wird. Ein leichter Druck befreit vom Muskelschmerz und macht so das dazugehörige Gelenk wieder beweglicher.

Das Recoil-Verfahren

Bei dieser Technik gibt der Osteopath ganz gezielt eine Spannung beispielsweise auf den knöchernen Brustkorb, wartet dann die Bewegung des Gewebes ab (das so genannte Unwinding oder Listening) und lässt den Patienten ein- und ausatmen. Damit spannt dieser die knöchernen Strukturen an, um sie dann impulsartig bei der Ausatmung loszulassen. Das Recoil-Verfahren ist sehr erfolgreich, um Verklebungen der Faszien oder knöcherne Fehlstellungen innerhalb kranker Weichteile zu beseitigen.

Der therapeutische Ansatz

Bei der osteopathischen manuellen Untersuchung werden also die funktionellen Bewegungsachsen und die Funktion der Gelenke geprüft. Ziel ist es, die Abweichungen der Achsen festzustellen und sie durch geeignete Techniken zu beseitigen. Die Beseitigung erfolgt über eine gezielte Manipulation der Bänder, eine Beeinflussung der Weichteilspannungen in den Gelenkstrukturen und schließlich über die Korrektur der knöchernen Anteile.

Das Kräftesystem

Eine osteopathische Therapie muss im weiteren Verlauf der Kräfteentstehung ursächlich durchgeführt werden. Denn eine Fehlstellung beispielsweise des Beckenrings kann ja mit einer Fehlstellung der Lendenwirbelsäule, des Steißbeins, der Knie- oder Sprunggelenke sowie des Schultergürtels zusammenhängen.

Ursache können Schiefstand und Rotation nach innen oder außen sein, also die Abweichung von der Waagerechten und der Senkrechten. Auch die Kopfgelenke können betroffen sein, weil sie über Bänderstrukturen und die Gehirnhaut mit dem unteren Teil der Lendenwirbelsäule verbunden sind.

Eine Behandlung der Achsenabweichungen umfasst das gesamte Kräftesystem, das aus Körperkraft und der Erdanziehung besteht. Das System muss immer in seiner Ganzheit untersucht werden.

Unterschiede zu anderen Techniken

In der Chiropraktik wird im Gegensatz zur Osteopathie nur eingeschränkt behandelt, man konzentriert sich dort auf etwa eine Wirbeletage oder eine Wirbelgruppe. Alle weiteren Komponenten, die Wirkung von Fehlkräften, wie z. B. die unterschiedliche Muskel- oder Bänderspannung, werden nicht berücksichtigt.

Diese biomechanischen Betrachtungen, die letzten Endes doch die Ursachen diverser Erkrankungen und Fehlstellungen mit deren Folgen erklären, werden im allgemeinen Medizinbereich wenig oder zuweilen gar nicht beachtet. Es wird viel zu symptomorientiert therapiert. Selbst nach einer Bandscheibenoperation bleiben diese Fehlstellungen erhalten. Sie werden oft durch Narbenbildungen im Operationsgebiet noch verstärkt.

Auch bestimmte Schonhaltungsmuster, die im Gehirn als Folge eines langen Schmerzprozesses gespeichert sind, tragen nicht zum Heilungserfolg bei. Wichtig ist hier, mit dem Patienten wieder normale Bewegungsabläufe zu trainieren.

Beim Reha-Tec-Therapie-programm werden einzelne Körpersegmente ganz gezielt trainiert. Die Trainings-maschinen sind so konzi-piert, dass die Körperpartien fixiert werden können, die sich beim Training norma-lerweise ausgleichend mit-bewegen würden. So wirkt die aufgewendete Kraft aus-schließlich auf das aufzu-bauende Segment.

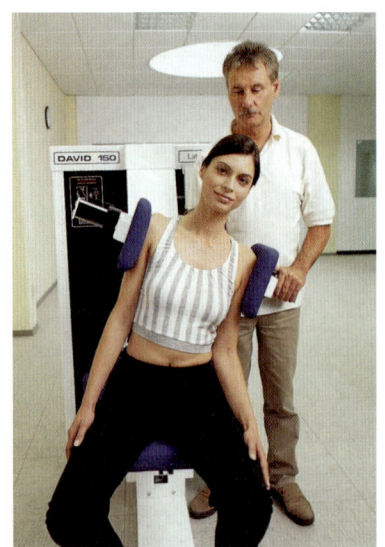 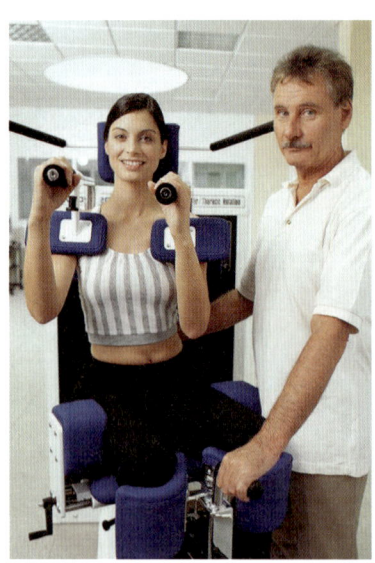

Die Rehabilitation

Vor allem nach einer Bandscheibenoperation müssen die zuständigen Bänder und die muskulären Strukturen ganz gezielt wieder aufgebaut werden. Bei einem Bandscheibenvorfall in der Lendenwirbelsäule bei-spielsweise ist es wichtig, mit einem individuellen Trainingsprogramm alle Funktionsmuskeln zu rehabilitieren, um so diese Wirbeletage zu stabilisieren.

Gezielter Kräfteaufbau

Der Nachbehandlung wird gerade bei Wirbelsäulen-beschwerden zu wenig Aufmerksamkeit ge-schenkt. Viele Patienten sind ungeduldig und mö-gen bei der wiedergewon-nenen Schmerzfreiheit nicht an einen möglichen Rückfall denken.

Die Nachbehandlung erfolgt mit einer ganz speziellen apparatege-stützten Rehabilitationstechnik oder einem Rehabilitationstraining. Dazu verwendet man so genannte Trainingsmaschinen. Auf diesen Maschinen wird vorher der Kraftaufwand gemessen, der physiologisch notwendig ist, um ein bestimmtes Körpersegment aufzubauen. Da-durch kann es zu keiner Überlastung kommen. Außerdem ist wichtig, dass alle anatomischen Teile, die sich ausgleichend mitbewegen, blockiert bzw. fixiert werden. Nur so kann die Kraft, die man zum Training aufwendet, ausschließlich auf das aufzubauende Segment wirken. Das nennt man ein geräteunterstütztes, fixiertes Rehabilitations- oder Muskelaufbauprogramm bzw. -training, in der Fachsprache auch Reha-Tec-Therapieprogramm (siehe unten).

Der Rückfall ist oft vorprogrammiert

Leider wird ein solches Rehabilitationsmuskeltraining viel zu selten angewendet. Dabei sind schwache Bänder im Bereich der Bandscheibenschädigung eine häufige Ursache für eine Wiederholung des Bandscheibenvorfalls. Noch viel schlimmer aber ist es, wenn »normal« therapiert wird: Damit ist eine ausschließlich symptomorientierte Behandlung gemeint, die die Becken- und Achsenfehlstellung nicht beseitigt, so dass die Querkräfte weiterhin die Bandscheibe schädigen können. Der nächste Bandscheibenvorfall ereignet sich meist einen Monat bis maximal zwei Jahre später. Daher ist es dringend ratsam, an die Therapie eines Bandscheibenschadens gleich eine weitere Therapie zur Vorbeugung eines Rückfalls anzuschließen. Diese zweite Behandlungsmaßnahme sollte die geräteunterstützte, fixierte Rehabilitation der betroffenen Muskelgruppen sein.

Wie die Reha-Tec-Therapie abläuft

Die Bänderkräftigung durch die Reha-Tec-Therapie wird in bestimmten Rehabilitationszentren, die oft mit einer osteopathischen Praxis verbunden sind, durchgeführt. Die Behandlung erstreckt sich meist über drei Monate und wird zweimal wöchentlich angewandt. Der Erfolg lässt sich durch Zunahme der Trainingskraft dokumentieren.
Nach Ablauf einer solchen unbedingt notwendigen Rehabilitationsmaßnahme kann dann die Überleitung in ein herkömmliches Fitnessstudio unter fachkundiger Anleitung im Sinn der Rückenschule erfolgen. Wichtig dabei wäre aber, dass die dortigen Trainer über den Vorbefund ihres Klienten und über die entsprechenden Behandlungen sowie über deren Erfolg informiert werden.

Die Stärkung von Muskeln und Bändern bei Bandscheibenbeschwerden muss gezielt und abgestimmt auf den Patienten erfolgen. Training ohne Anleitung mit beliebigen Fitnessgeräten kann dabei mehr schaden als nützen.

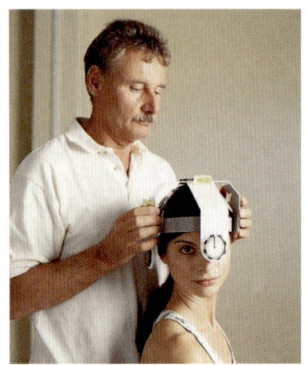

Störungen in der Funktion der Halswirbelsäule können sich bis hinunter in die Füße auswirken.

Die Grundregel – alles wirkt zusammen

Wenn z. B. ein Kniegelenk schmerzt, ist es für einen Osteopathen selbstverständlich, dass er die Funktion des Knies testet und dabei möglicherweise Abweichungen ermittelt. Das Gleiche führt er mit dem Fußskelett und den Sprunggelenken, mit dem Hüftgelenk und der Stellung des Beckenrings durch. Denn es handelt sich hierbei um eine Funktionskette, und sie muss auf krankhafte Veränderungen und Abweichungen untersucht werden. Der Therapeut wird sich auch nicht darauf beschränken, nur das vom Patienten als schmerzhaft angegebene Knie zu behandeln.

Die Suche nach Störfeldern

In der ganzheitlichen Heillehre müssen alle möglichen Störfelder in Betracht gezogen werden: Kopfschmerz beispielsweise oder auch Migräne – wobei beide Krankheitsbilder nicht gleich sind – müssen auf so genannte strukturelle Fehlstellungen und Dysfunktionen des gesamten Schädels hin untersucht werden.

Dazu gehören die Strukturen im Mund (wie beispielsweise der harte Gaumen), Oberkiefer, Unterkiefer, die Funktionen der Kiefergelenke, der Kopfgelenke, der Hals- und Lendenwirbelsäule, die ebenfalls geprüft werden müssen.

Wechselwirkungen auf die Spur kommen

Der Osteopath ersetzt natürlich nicht den Zahnarzt, aber er kann in Abstimmung mit einer zahnärztlichen Behandlung einen Fehlbiss therapieren. Solche Fehlstellungen der Zähne können weit reichende Folgen für den ganzen Körper haben.

Fehlstellungen der Zähne können beispielsweise Wechselwirkungen mit bestimmten Körperorganen haben und dort zu Beschwerden führen. Hier macht die so genannte Neuraltherapie Sinn, indem man versucht, das Störfeld zu eliminieren. Auch die Osteopathie kennt solche Zusammenhänge: So können Patienten beispielsweise unter Kopfschmerzen leiden, weil das Kiefergelenk fehlgestellt ist oder die Halswirbelsäule eine Verengung aufweist.

Andere Zusammenhänge, die man auch als Kausalverkettung bezeichnen kann, sind Rückenleiden, die aus einer Fehlstellung des Fußskeletts herrühren. Es gibt bestimmte knöcherne Anteile in den Füßen, die immer wieder zu Rückenbeschwerden führen. Auch hier machen es osteopathische Untersuchungstechniken möglich, die Ursache zu finden und das Fußskelett und weitere knöcherne Anteile wieder so einzurichten, dass die Rückenbeschwerden verschwinden.

Ursache und Wirkung – oft weit auseinander liegend

Schulterschmerzen, die vom Oberarm in Richtung Hand ausstrahlen, haben ihre Ursache häufig in der Halswirbelsäule, man nennt dieses Beschwerdebild dann Cervicobrachialgie. Die Halswirbelsäule kann hierbei chiropraktisch oder neuraltherapeutisch behandelt werden, ebenso kommt eine Akupunkturbehandlung infrage. Aber auch die Osteopathie bietet wirksame Behandlungsformen, die dieses Schmerzbild wirksam beheben können. Der Osteopath muss dabei die so genannte Kausalverkettung der einzelnen unterschiedlichen Abläufe im Organismus sowie den ganzheitlichen Zusammenhang erkennen. Im Folgenden wollen wir einige Beispiele anführen, die den Begriff der kausalen Verkettung verdeutlichen sollen.

Unsere Füße müssen viel aushalten – daher sind sie hart im Nehmen und machen sich auch bei Fehlstellungen nicht so bald mit Beschwerden bemerkbar. Die treten allerdings oft an ganz anderer Stelle auf: beispielsweise als unerklärliche Rückenschmerzen.

Die krank machenden Verkettungen

Magen und Speiseröhre

Viele Patienten klagen über Sodbrennen, d. h., sie leiden unter dem Rückfluss (Reflux) des Mageninhalts in die Speiseröhre. Die Fachbezeichnung dafür lautet »Refluxösophagitis«. Bei der organbezogenen Untersuchung dieser Patienten stellt man häufig fest, dass die Speiseröhre in ihrer Bewegung – der Motilität – durch Verspannungen und Verkrampfungen eingeschränkt ist. Nicht nur das Sodbrennen selbst ist sehr unangenehm, es kann auch zu regelrechten Verätzungen der Speiseröhre durch den säurehaltigen Magensaft kommen, die extrem schmerzhaft sind. Da das Problem besonders häufig im Liegen auftritt, führt die Refluxerkrankung auch zu Schlafstörungen.

Die Speiseröhre tritt durch das Zwerchfell, bevor sie in den Magen mündet. Der Osteopath findet häufig eine Verspannung des Zwerchfells. Als Trennmuskel zwischen Brust- und Bauchraum kann das Zwerchfell nämlich genauso verspannen wie ein Skelettmuskel. Die Folge davon ist eine Beschwerdekette, die oft sehr schwer zu verfolgen ist, da die Symptome sehr unspezifisch sein können. Es kann zu Atemnot kommen, es können Herzbeschwerden oder die beschriebene Refluxösophagitis auftreten.

> Der Osteopath unterscheidet zwischen Mobilität – das sind willentlich vom Zentralnervensystem gesteuerte Bewegungen – und Motilität, womit schwache, aber tastbare Bewegungen gemeint sind, die auf die so genannte primäre Respirationsbewegung (Atembewegung) zurückgehen.

Gestörtes Bewegungsmuster

Außerdem kann der Osteopath feststellen, dass die Bewegung des oberen Magenanteils, des so genannten gastroösophagealen Übergangs (gastro = Magen, ösophagus = Speiseröhre) mit dem Eingangsmuskel, der Cardia, auch osteopathische Störungen aufweist. Das bedeutet, der Magen und seine Bewegung, also die Magenmotilität, sind nicht in Ordnung.

Wenn man jetzt eine Relativbewegung zwischen dem oberen Magen und dem Magenkörper feststellt, erkennt man hier sehr häufig falsche Bewegungsmuster des Organs. Prüft der Therapeut die Spannungen des Brustkorbbereichs, kann es sein, dass er auch hier Bewegungseinschränkungen des Zwerchfells und der Brustkorbknochen findet.

So kommt es zum Reflux

Die Ursache für Sodbrennen kann also entweder in einer Zwerchfellverspannung oder in einer Rippenfehlstellung des knöchernen Brustkorbs liegen, wodurch das normale Bewegungsmuster eingeschränkt wird. Die Folge ist, dass eine Zugspannung auf die Speiseröhre wirkt. Die Speisen werden nicht komplett in Richtung Magen transportiert, sondern ein Teil wird durch eine falsche Pumpbewegung – durch die beschriebenen Störungen ausgelöst – in die Speiseröhre zurückgedrückt.

Magen und Leber

Ein anderes Beispiel für eine Kausalverkettung ist das Zusammenwirken von Magen und Leber. Beide Organe haben ein entgegengesetztes Bewegungsmuster. Die Leber liegt als sehr schwere Drüse im Bauchraum. Auch hier ist die Funktion des Zwerchfells von großer Wichtigkeit: um die Leberfunktion zu optimieren, sie in Normalstellung zu bringen und das Zusammenwirken der relativ schweren Leber mit den angrenzenden Organen zu ermöglichen.

Sehr häufig stellt man in der organbezogenen Untersuchung fest, dass beispielsweise die Relativbewegung von Magen oder Mageneingang zur Leber falsch ist. Auf die Dauer kann das schwer wiegende Folgen haben: eine Lebererkrankung oder Leberfunktionsstörung, deren Ursache man nicht kennt.

Beschwerden wie häufiges Aufstoßen, ein Blähbauch sowie möglicherweise auch ein so genannter Reizdarm (durch die Nachbarschaft zum Dickdarm) können aufgrund der Kausalverkettung von Magen und Leber häufig beobachtet werden.

Rückenbeschwerden

Es gibt Patienten, die sehr häufig wiederkehrende Rückenbeschwerden im Sinn einer rechtsseitigen Lumbalgie (Lendenwirbelschmerzen) haben. Der Osteopath ist durch seine manuelle Technik in der Lage, die möglichen Ursachen zu ertasten, z. B. eine anormale Bewegungsform der Nieren festzustellen, und sie seitenmäßig zu lokalisieren.

Eine Senkniere kann die Ursache sein

Die rechte Niere hängt generell tiefer als die linke. Es kommt öfter vor, dass sie sich zusätzlich weiter senkt. Dies wird in der Fachsprache als Nierenptose bezeichnet. Die tiefer hängende rechte Niere kann so über eine bestimmte Muskelstruktur zu einem Rückenleiden mit Schmerzsymptomatik führen. Vielfach werden diese Patienten nur chirotherapeutisch oder orthopädisch behandelt. Möglicherweise schließt sich eine Schmerztherapie an. Aber kaum ein Therapeut findet den Zusammenhang der Rückenschmerzen mit einer Senkniere.

Auch das sind Dinge, die ein erfahrener Osteopath im organbezogenen osteopathischen Bereich erkennen muss, um den Patienten dementsprechend behandeln zu können.

Rückenschmerzen als Zivilisationskrankheit

Eine Vielzahl von Patienten hat teilweise massive Probleme mit dem Rücken. Ursache sind oft einseitige Belastung, mangelnde Bewegung, falsche Bewegungsroutinen und vorwiegend sitzende Tätigkeit am Arbeitsplatz. Rückenbeschwerden sind u. a. deshalb Spitzenreiter unter den gesundheitlichen Beeinträchtigungen, weil sie eine ganze Reihe von Ursachen haben können. Wie bei komplizierten technischen Geräten kann auch beim Rücken eine Menge kaputt gehen.
Im Folgenden finden Sie die häufigsten Gründe für Rückenschmerzen.

> Nervenreizungen, die durch Fehlstellungen der Halswirbel verursacht werden, äußern sich oft durch Beschwerden wie chronische Kopfschmerzen oder Einschränkungen der Fingerbeweglichkeit.

▶ Altersbedingte Degeneration (Abnutzung)

Eine zunehmende Abnutzung der Knochen im fortschreitenden Alter ist ganz natürlich. Darüber hinaus verlieren die Bandscheiben an Elastizität und werden dünner. Das ist der hauptsächliche Grund dafür, warum der Mensch im Alter schrumpft – und eben auch dafür, dass es mit zunehmendem Alter oft zu Beschwerden im Rücken- und Bandscheibenbereich kommt.

▶ Bandscheibenvorfall

Werden die Bandscheiben stark strapaziert, geben die sie umgebenden Faserringe nach und damit den Weg frei für den weichen Gallertkern. Dieser dringt dann bis in den inneren Wirbelkanal vor und trifft dort auf die empfindlichen Nerven des Rückenmarks, was zu starken Schmerzen führen kann.

▶ Blockaden

Teile der Wirbelsäule werden hierbei bei bestimmten Bewegungsabläufen blockiert. Hervorgerufen wird dies durch Fehlstellungen der Gelenke – Schmerzen sind somit vorprogrammiert.

▶ HWS-Syndrom

Häufige Ursache des HWS- oder Halswirbelsäulensyndroms ist eine falsche Haltung beim Lesen, bei der Bildschirmarbeit, beim Autofahren o. Ä. Wird die Fehlstellung nicht korrigiert, kommt es zu einer Reizung der Nervenwurzeln in den Zwischenwirbellöchern. Nacken- und Kopfschmerzen bis hin zu Empfindungsstörungen in den Händen können die Folgen sein.

Rückenschmerzen als Zivilisationskrankheit

▶ **Ischiasnerv**

Oft strahlen Rückenschmerzen ins Bein oder bis in den Fuß hinunter. Der Grund dafür ist meist eine Reizung der Wurzel des Ischiasnervs (beispielsweise im Zusammenhang mit einem Bandscheibenvorfall). Aber auch Fehlfunktionen der Bänder oder Wirbelgelenke können zu einer Ischiasreizung führen.

▶ **Knochenschwund**

Die so genannte Osteoporose bezeichnet einen pathologischen Abbau des Knochengewebes. Die Knochen werden brüchig und porös, so dass ihre Stabilität wesentlich darunter leidet. Es kann zu Wirbelbrüchen und/oder starken Knochenschmerzen kommen. Betroffen sind meist Frauen nach den Wechseljahren.

▶ **Lumbalgie**

Die Lumbalgie wird auch als Hexenschuss bezeichnet. Auslöser ist gewöhnlich eine ruckartige Bewegung, bei der sich die Rückenmuskulatur verspannt und zu starken Schmerzen und erheblichen Bewegungseinschränkungen führt.

▶ **Rheumatische Krankheiten**

Rheumatische Erkrankungen gehen fast immer mit Entzündungen einher. Diese greifen oft auch auf die Wirbelsäule über. Folge ist eine Versteifung einzelner Wirbelkörpergelenke oder ganzer Wirbelgruppen. Eine der rheumatischen Erkrankungen, die die Wirbelsäule betrifft, ist der Morbus Bechterew. Kennzeichen dieser schweren, schmerzhaften Krankheit ist ein ausgeprägter Buckel bzw. andere Deformationen des Rückens.

▶ **Unspezifische Ursachen**

Das Problematische bei dieser Sammelgruppe von Rückenschmerzen ist ihre Diagnostik. Die Bewegungsfähigkeit der Wirbelsäule ist nur wenig gemindert, und auf dem Röntgenbild sieht der Arzt nicht eindeutig, um was es sich handelt. Möglicherweise wirkt hier aber eine Reihe von Ursachen zusammen: So können Belastungen durch Stress, nicht rückengerechte Bewegungsabläufe, eine unausgewogene Ernährung oder mangelnde Bewegung auf Dauer zu Rückenproblemen führen.

Von der Bechterew-Erkrankung sind fast ausschließlich Männer, häufig schon in jungen Jahren, betroffen. Die Ursachen für die allmähliche Versteifung der Wirbelsäule sind unbekannt, man vermutet, dass u. a. die genetische Veranlagung eine Rolle spielt.

Nicht selten findet der Osteopath die Ursache von Kopfschmerzen nicht im Kopf des Patienten, sondern in den Füßen: Eine Fehlstellung im Fußskelett bedingt weitere Fehlstellungen und -funktionen der angrenzenden Knochen und Muskeln, die sich bis hinauf zum Kopf fortsetzen und dort den Schmerz auslösen.

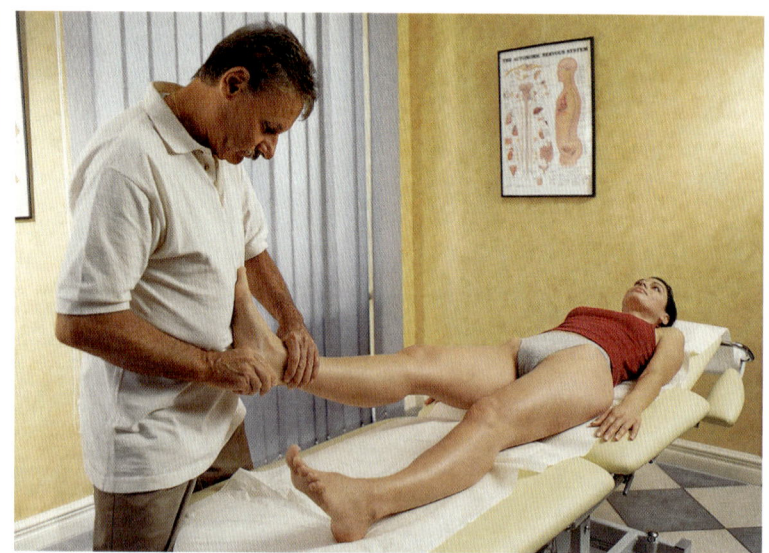

Ein umgeknickter Fuß kann Schmerzen bis in den Bauchraum hinein auslösen. Die Ursache solcher Beschwerden wird dann oft lange nicht entdeckt und zieht zahlreiche, meist vergebliche Arztbesuche nach sich.

Der Zusammenhang zwischen Fuß und Kiefer

Es kommt häufig vor, dass sich ein Patient den Fuß verrenkt, d. h., es kommt zu einer Sprunggelenksfehlstellung, einer so genannten Distorsion. Bestimmte Knochen des Fußskeletts sind besonders disponiert, Fernwirkungen auszulösen. Liegt beispielsweise ein Mittelfußknochen auf der Großzehenseite, das so genannte Kahnbein, falsch, wird der Fuß in einer Fehlstellung positioniert, wodurch der Patient eine Art Schonhaltung einnimmt. Störungen und Schmerzen über muskulo-skelettale Bahnen (über Muskeln und Knochen) in Richtung Kniegelenk, Becken, Wirbelsäule, oberes Kopfgelenk bis hin zum Kiefer können die Folge sein.

Muskulo-skelettale Verkettungen führen zu Spannungen der zwischen den Muskeln liegenden Gleitschicht, der Faszien. Wenn diese Faszien z. B. durch Stoffwechselstörung, falsche Ernährung, zu wenig Flüssigkeit, Übersäuerung etc. aufgequollen sind, ist ein relatives Muskelgleiten bestimmter Muskelfasern nicht mehr möglich. Diese Blockierungen führen dann dazu, dass sich der Schmerz über Steißbein und Becken bis hinein in Hinterkopf und Kiefergelenke ausbreiten kann.

Viele Verursacher kommen infrage

Die osteopathische Behandlung des fehlgestellten Sprunggelenks wird diese Schmerzen nicht schlagartig beheben, weil es in der muskuloskelettalen Defektkette noch andere Fernstörungen gibt. Das können Fehlstellungen des Steißbeins und der Kopfgelenke sein, möglicherweise auch bestimmter Halswirbel. Natürlich kann auch ein Spannungsdefizit der Bänderstrukturen vorliegen, die das Kiefergelenk normalerweise optimal führen und damit seine Bewegungs- und Funktionsfähigkeit garantieren. Wenn sich also nach Behandlung eines fehlgestellten Sprunggelenks die Schmerzen in Kopf, Rücken oder den Kiefergelenken nicht beheben lassen, so muss nach dem Zentrum dieses Störfelds gesucht werden. Es handelt sich hierbei häufig um eine Fehlfunktion eines Kiefergelenks.

Auch frühere Beschwerden sind interessant

Es gibt eine Reihe von Fällen, bei denen nach einer Richtigstellung des Kiefergelenks die Schmerzsymptomatik komplett verschwand. Hier kommen verschiedene osteopathische Techniken zur Anwendung, sowohl von außen über die Wangenknochen als auch durch den Mund. Das bedeutet, dass man bei lokal auftretenden skelettalen Schmerzen bei der Untersuchung feststellen muss, ob es Fernstörungen gibt, ob Ausstrahlungen in andere Strukturen oder möglicherweise völlig andere Körperregionen vorliegen. Wichtig ist die Frage, ob es dort vielleicht schon in früheren Zeiten Störungen gegeben hat, beispielsweise Kopfschmerzen, Hinterhauptkopfschmerzen oder auch Probleme beim Kauen. Dann sollte ein guter Osteopath in der Lage sein, diese Verbindung zu dem derzeit aktuellen Bild, in diesem Fall die Fehlstellung des Sprunggelenks im Fuß, herzustellen und diese Abweichungen der Funktion zu korrigieren.

Auswirkungen auf den Bauchraum

Sind bestimmte Punkte im Bauchraum, beispielsweise im Bereich der Gallenblase, überaus druckempfindlich, leidet der Patient offensichtlich unter einer Schädigung oder einer Funktionsstörung des Gallen-

> Es ist nicht erstaunlich, dass Fehlstellungen der Kiefer Kopfschmerzen verursachen können. Der Unterkiefer ist über das Schläfenbein direkt mit dem Schädelskelett verbunden. Außerdem werden die Kiefergelenke von Muskeln bewegt, die zum Teil an der Schädelbasis ansetzen.

blasensystems. Bei einer Fehlstellung in diesem Bereich wird ein negativer Reiz auf den Gallenblasenmeridian ausgeübt, was sich wiederum auf die Gallenblase auswirkt. Die Patienten können dabei Schmerzen haben, die vom Bauch bis zum Fuß ziehen. Werden die Patienten mit den Methoden der organbezogenen Osteopathie im Bereich der Gallenblase behandelt, ist es häufig so, dass der Schmerz in weiten Teilen des Beins verschwindet.

Unklare Herzbeschwerden lösen beim Betroffenen oft große Angst aus, haben aber häufig relativ harmlose Ursachen. Das bedeutet natürlich keineswegs, dass man die Herzbeschwerden ignorieren sollte, denn jede Art von Schmerz oder Unwohlsein ist ein Warnzeichen des Körpers.

Fehlalarm Herzbeschwerden

Viele Erkrankungen zeichnen sich durch scheinbare Herzbeschwerden aus. Ein erfahrener Osteopath ist durchaus in der Lage, eine Motilitäts- und Mobilitätsstörung des Herzmuskels durch die knöcherne Brustkorbwand hindurch zu erkennen. Allein daran kann man sehen, wie hoch qualifiziert eine osteopathische Ausbildung sein muss.

Es gibt osteopathische Techniken, um diese so genannte Pseudo-Angina-pectoris behandeln zu können. Ein guter Therapeut kann z. B. feststellen, ob die Herzbeschwerden tatsächlich durch eine Erkrankung des Herzes, durch eine falsche Bewegungsfolge des Herzmuskels oder etwa durch muskuläre und fasziale Strukturen, die das Herz an einer normalen Bewegungsfähigkeit behindern, verursacht wurden.

Herzbeschwerden können auch von Rippenfehlstellungen verursacht werden. Zu diesen Fehlstellungen kommt es z. B. durch einen Autounfall, bei dem der Sicherheitsgurt den Brustkorb zusammengedrückt hat. Auch bei einigen Formen einer leichten Bronchitis können sie auftreten. Dabei muss nicht unbedingt eine Infektion vorliegen, sondern es ist möglich, dass Bronchien oder Teile des Bronchialhilus (Eintrittsstelle der Hauptbronchien in die Lunge) durch Verklebung faszieller Schichten verlegt sind und die Belüftung der Lunge gestört ist.

Beschwerden nach der Blinddarmentfernung

Ein weiteres großes Feld in der Medizin sind Patienten, die nach ihrer Blinddarmentfernung unter unklaren Symptomen und Beschwerden leiden, dem so genannten Postappendizitissyndrom. Diese Erkrankung ist in den meisten Fällen auf Verklebungen zurückzuführen, die über Schmerzrezeptoren und Nervenenden zu Schmerzen und anderen Beschwerden führen. Auch hier kennt die osteopathische Medizin wirkungsvolle Untersuchungs- und Behandlungstechniken, um nur mit dem gezielten Einsatz der Finger dieses Beschwerdebild ein für alle Mal zu beseitigen.

Fallbeispiel Stirnhöhlenerkrankung

Ein anderes Beispiel für die Kausalverkettungen im Körper, die mit Hilfe der osteopathischen Heillehre erkannt und erfolgreich behandelt werden können, sind die weit verbreiteten Stirnhöhlenerkrankungen. Viele dieser Stirnhöhlenerkrankungen mit Schmerzen im oberen Bereich der Nase kommen von einer knöchernen Fehlstellung innerhalb des Gesichtsschädels. Ein guter Therapeut ist in der Lage, mit osteopathischen Techniken Abhilfe zu schaffen und oft eine Verbesserung der Stirnhöhlenbelüftung zu erreichen.

Auch dieses Beispiel zeigt, wie wichtig der Zusammenhang von Ursache und Wirkung für die Osteopathie ist. Sie stellt die alten Funktionen wieder her und dient der Vorbeugung etwaiger Störungen.

Die Osteopathie ist nicht nur für Erkrankungen der Knochen und Gelenke geeignet, sondern kann in bestimmter Abwandlung der Verfahrenstechniken auch auf bestimmte innere Krankheitsbilder angewandt werden.

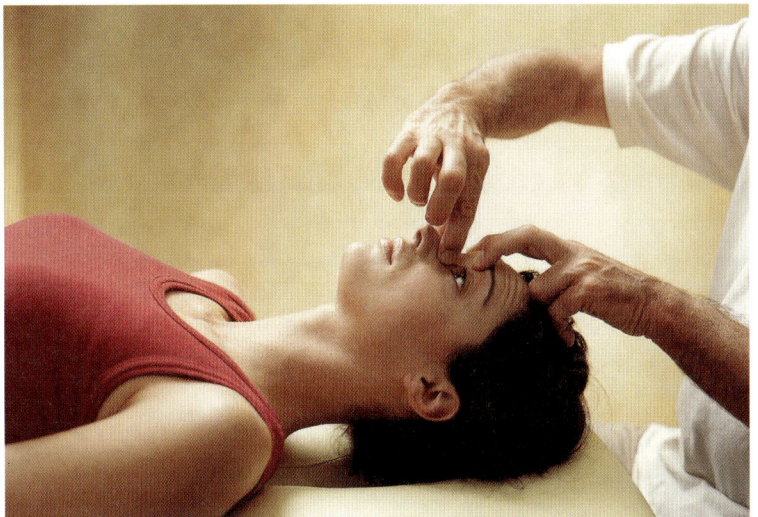

Häufig sind Erkrankungen der Stirnhöhle eine Folge von Fehlstellungen im Bereich des Gesichtsschädels. Der Osteopath wird diese Fehlstellungen behandeln und nicht – wie die Schulmedizin – die Infektion. Somit therapiert er die eigentliche Ursache; das Symptom (also der Infekt) verschwindet dann meist dauerhaft.

43

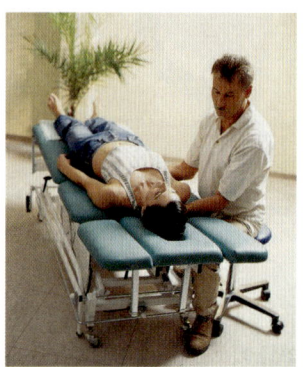

Oft haben Patienten eine lange Odyssee hinter sich, bevor sie endlich Hilfe bei einem Osteopathen finden.

Wucherndes oder verhärtetes Narbengewebe im Körper kann vielfache Beschwerden hervorrufen. Oft treten sie erst lange nach einer Operation auf, so dass man sie gar nicht mehr damit in Zusammenhang bringt.

Fallbeispiele aus der Praxis

Die osteopathische Behandlung führt bei funktionellen Störungen, wo die Struktur noch intakt ist, zum Heilungserfolg. Diese Störungen können von der Schulmedizin über Laborwerte oder klinische Apparaturen nicht erfasst und somit auch nicht behandelt werden. Die Osteopathie ist eine Medizin, die nicht heilt, sondern die Selbstheilungskräfte aktiviert. Wo schulmedizinisch ausschließlich die Krankheit behandelt wird, betrachtet der Osteopath den gesamten Patienten. Die Überzeugung, dass sich der Organismus nur selbst heilen kann, begründet das Behandlungskonzept der Osteopathen.

Zur Veranschaulichung und zur Dokumentation der Osteopathie wollen wir Ihnen Fallbeispiele aus unserer Praxis schildern (die Namen der Patienten wurden geändert). Sie verdeutlichen die Arbeit des Osteopathen und den Behandlungserfolg besser als weitere theoretische Abhandlungen über das sanfte Heilen mit den Händen.

Atemnot und Rückenschmerzen

Die Fallgeschichte

Die 70-jährige Ilse Sch. machte sich Sorgen um ihren Mann. Professor Karl Sch. kam nur noch mit Mühe die Treppe zu seinem Arbeitszimmer hinauf, rang dort minutenlang nach Atem, bevor er die wenigen Schritte zum Schreibtisch schaffte. Für den 73-jährigen Asthmatiker schienen die 15 Stufen in letzter Zeit unüberwindbar zu sein. Ein Besuch bei ihrem Hausarzt, einem Internisten, erbrachte nichts Neues. Er unterzog den Asthmapatienten einem neuen Lungenfunktionstest, der aber keinerlei Verschlimmerung seines Zustands aufzeigte. Zu den Schmerzen im Bereich der Brustwirbel fiel dem Schulmediziner gar nichts ein. Er verschrieb ein neues Medikament. Doch Ilse Sch. wollte

44

sich mit dieser Diagnose und Behandlung nicht zufrieden geben und suchte nach einer Erfolg versprechenden Alternative: Sie hatte vom Samya-Therapiezentrum in Köln-Rodenkirchen und den guten Ergebnissen der dortigen osteopathischen Untersuchungs- und Behandlungsmethoden gehört und meldete ihren Mann dort an.

Der osteopathische Befund

Die dortigen Ärzte nahmen einen funktionellen Zusammenhang zwischen der Lungenüberblähung und der eingeschränkten Dehnungsfähigkeit des Brustkorbs an. Damit verbunden konnten nach ihrer Meinung auch Fehlstellungen der Rippen sein mit Auswirkungen auf den Bereich der Brustwirbelsäule.

Nach der etwa einstündigen Untersuchung setzten sich Arzt und Patient zusammen. Das Ergebnis:

▶ Ausgehend vom Lungenemphysem, der Lungenüberblähung, und der damit verbundenen Atem- und Luftnot hatte sich eine eingeschränkte Beweglichkeit des Brustkorbs herausgebildet.

▶ Weiter wurde festgestellt, dass Folgendes in Zusammenhang mit der Haupterkrankung steht: die Beweglichkeit des Brustkorbs, die Einschränkungen bestimmter Rippen, Schmerzen, die in den mittleren Brustwirbelbereich ausstrahlen, sowie eine Spannung des Zwerchfells und bestimmter Muskelstrukturen im Bereich des Brustkorbs und des Rückens bis hinein in die untere Region.

▶ Ebenso führten bestimmte Bewegungseinschränkungen innerer Organe, wie beispielsweise von Teilen der Lunge und Teilen des Bauchraums, dazu, dass eine Verstärkung der Beschwerden entstand, die nicht nur auf das Lungenemphysem zurückzuführen war.

Der ganzheitliche Ansatz, der Körper als funktionierende Einheit, der Mensch als Individuum – diese Grundlagen der Osteopathie machen den eigentlichen Unterschied zur Schulmedizin aus.

Der Behandlungsverlauf

Die Recoil-Techniken

Herrn Sch. wurde vorgeschlagen, sechs Behandlungstermine im Zentrum wahrzunehmen, mit dem Ziel, durch bestimmte osteopathische Praktiken den inneren Organen wieder mehr Beweglichkeit zu geben.

Der Brustkorb sollte durch spezielle Techniken der Osteopathie gedehnt werden und mit Hilfe der funktionellen Muskulatur der Gelenke Einfluss auf den Rücken genommen werden.

Die Dehnung des Brustraums

Bei der ersten Behandlung wurde mit einer Thoraxdekomprimierung (Dehnung des Brustkorbs) begonnen: über den Rippen, dem Brustbein, den Zwischenrippengelenken, den Schlüsselbeinen und schließlich über dem Zwerchfell. Dazu benutzten die Therapeuten zum einen Muskelentspannungstechniken mit Unterstützung der Atmung, außerdem gewisse Recoil-Techniken zur Entspannung der knöchernen Strukturen des Brustkorbs. Die Recoil-Technik wird vor allem in den gelenkigen Ansätzen der Rippen zum Brustbein hin und der Rippengelenke zur Wirbelsäule hin angewendet. Darüber hinaus benutzten die Therapeuten viszerale osteopathische Techniken, um die Bronchien, die Kuppeln des Brustfells und das Zwerchfell zu entspannen.

Herr Sch. staunte über den Effekt der ersten Behandlung: »Ich bekomme Luft, kann viel besser atmen und brauche auf dem Weg gar nicht so oft stehen zu bleiben. Dieser Panzer um die Brust ist weg, und ich habe im Rücken keine Schmerzen mehr.«

Die Lungenüberblähung (Emphysem) entsteht meist als Folge jahrzehntelangen Asthmas oder auch starken Rauchens. Die Ausatmung ist dabei stark behindert, auf die Dauer kann sich zusätzlich eine Herzschwäche entwickeln.

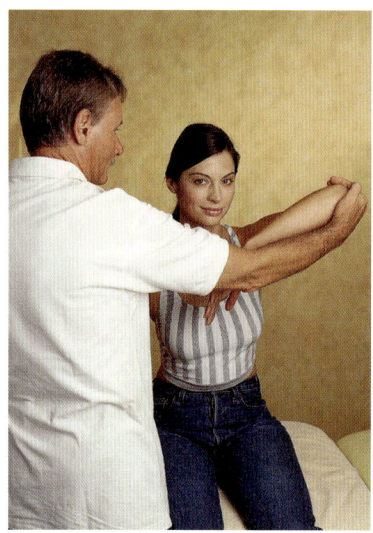 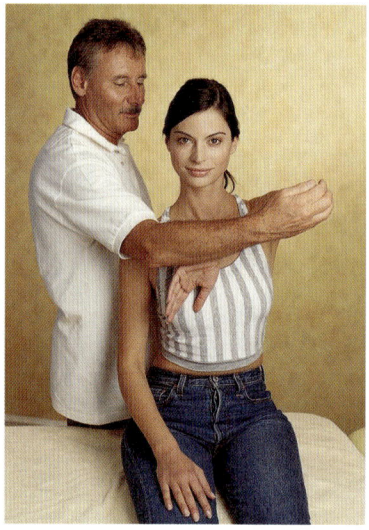

Mit speziellen osteopathischen Techniken dehnt der Therapeut den Brustkorb und beseitigt Fehlstellungen der Rippen am Übergang zu Brustbein bzw. Wirbelsäule. In der Folge kann der Patient wieder wesentlich besser durchatmen.

Therapie der Organe und Muskeln

Die weitere Behandlung verlief folgendermaßen: Zuerst bezog sich die gesamte Therapie auf den Brustkorb, seine Muskeln, seinen knöchernen Anteil, den Rücken, das Brustbein, die Rippenbogengelenke, die Brustwirbelsäule und das Zwerchfell. Dann wurden die Bronchien, die Lungenspitzen, das Zwerchfell und die Dehnbarkeit des Brustkorbs osteopathisch behandelt – im späteren Verlauf außerdem noch die Organe, vor allem Magen, Speiseröhre, Leber und der Darmbereich. In den letzten Behandlungen wurden die Muskeln behandelt, die für einen normalen Ablauf des Gehens verantwortlich sind. Dazu gehörten Rückenstrecker, -beuger, Adduktoren (Muskelgruppen an den Oberschenkelinnenseiten) und die Sprunggelenke, da bei dem Patienten eine Beckenfehlstellung vorlag, die wiederum für Rückenbeschwerden im unteren Bereich verantwortlich war. Ebenso wurden funktionelle Störungen in den Kniegelenken wie auch in den Sprunggelenken festgestellt und therapiert.

Der Behandlungserfolg

Das Fazit von Herrn Sch. lautete: »Ich fühle mich wie neugeboren. Es ist ein völliges Wiederaufleben. Ich hätte nicht gedacht, dass mein alter Körper durch die osteopathische Therapie wieder so hergestellt werden kann und wieder so leistungsfähig wird. Schon nach der ersten Behandlung fühlte ich mich deutlich besser. Und es ist danach immer besser geworden. Es gab keinen Rückfall.«

Der medizinische Hintergrund

Hier handelte es sich um einen Patienten, der eigentlich kein direktes Problem mit dem Bewegungs- und Stützapparat hatte, sondern eher ein inneres Problem, eben ein Lungenemphysem. Ein Emphysem, verbunden mit Asthma, bewirkt eine Erschlaffung der Atemmuskulatur. Doch der Atemprozess läuft über die Atemhilfsmuskulatur. Die Folgen davon sind schließlich eine sehr stark eingeschränkte Dehnungsfähigkeit des Brustkorbs und damit natürlich auch Verspannungszustände

Die hier angewandten Methoden sind so genannte Muskelrelease-Mechanismen, die für die Patienten kein Risiko beinhalten, nicht schmerzhaft sind, sich aber – richtig durchgeführt – als sehr effektiv erweisen.

der dortigen funktionellen Muskulatur sowie der inneren Organe wie der Bronchien und Teile der Lungenlappen. Wenn also die Bewegungsfähigkeit des Brustkorbs eingeschränkt ist, dann gilt das ebenso für die Bewegungsfähigkeit, die so genannte Motilität, der inneren Organe. Das führt zu einer gestörten Funktion und dies wiederum zu einer Leistungsminderung. Das bedeutet, der Patient leidet nicht nur unter einem Vitalitätsverlust durch die Einschränkung seines Atemvolumens, sondern zusätzlich noch unter einem Leistungsverlust durch die eingeschränkte Funktion bestimmter innerer Organe.

Ein Kreislauf der Schmerzen beginnt

Dieses Krankheitsbild, respiratorische Dysfunktion des Brustkorbs und der Rippen genannt, löst über die so genannten Costotransversalgelenke auf die Brustwirbelsäule einen Schmerz aus. Ursache dafür ist die eingeschränkte Bewegungsfähigkeit der Rippen bis hin zu der Anlagestelle der Rippenbogengelenke an die Querfortsätze der Wirbelsäule. Da aber dann die Wirbelsäule selbst Schmerzen auslöst, projizieren diese wiederum in den Brustkorb hinein, so dass sich hier ein Teufelskreis entwickelt, der eine immer größer werdende Funktionseinschränkung mit stetiger Schmerzzunahme zur Folge hat.

> Bei dem vorgestellten Patienten waren sechs Behandlungen notwendig, um zu einem Erfolg zu kommen. Eine deutliche Besserung der Beschwerden trat bereits nach der zweiten und dritten Behandlung ein.

Wie die Osteopathie helfen kann

Die Aufgabe der osteopathischen Medizin ist in diesem Fall zunächst eine Funktionsprüfung. Durch Tasten wird die Beweglichkeit bestimmter Rippenbogengelenke am Rücken und die Bewegungsfähigkeit der inneren Organe untersucht. Dieses Verfahren erfordert vom Osteopathen ein hohes Maß an Erfahrung, Geschick und Sensitivität. Ist diese Diagnose gestellt, kann man mit den entsprechenden Techniken, die im Abschnitt »Die osteopathischen Techniken«, Seite 28ff., vorgestellt wurden, sehr viel erreichen.

Natürlich spielt auch der Alterungsprozess eine Rolle, denn je älter der Mensch ist, desto geringer ist die Elastizität, mit der er sich noch bewegen kann. Trotzdem kann eine Entspannung der knöchernen, der gelenkigen und der bindegewebigen Strukturen erzielt werden.

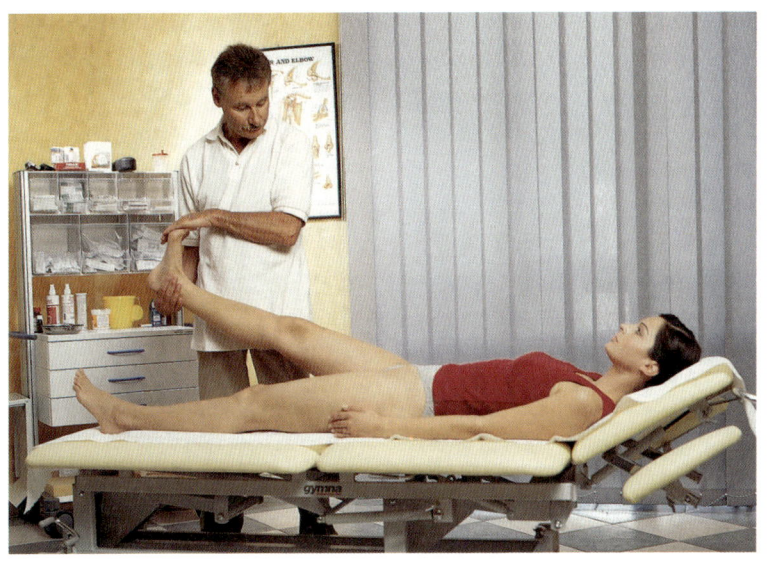

Ständige Schmerzen im Oberkörper können auf Dauer durch falsche Belastung, Schonhaltung etc. auch zu Fehlstellungen des Becken-, Bein- und Fußskeletts führen. Daher untersucht und therapiert der Osteopath auch bei diesen Patienten die entsprechenden Körperbereiche.

Unabdingbar – die Ausweitung der Behandlung

Die Ausweitung der Behandlung über das Becken bis hin zu den Sprunggelenken liegt darin begründet, dass der Patient im Lauf seines Lebens bestimmte Belastungsmerkmale aufgebaut hat. Und da das Fußskelett sozusagen der Stoßdämpfer bzw. das Fahrgestell des Körpers ist, können sich Fehlstellungen im Bereich der Rücken- oder Beckenstrukturen durchaus über die Hüft- und Kniegelenke bis zu den Sprunggelenken und den anderen knöchernen Anteilen der Füße auswirken. Die Osteopathie ist aufgrund ihrer ganzheitlichen und ursächlichen Betrachtungsweise in der Lage, diese Kausalketten und deren funktionelle Störung zu behandeln.

Der Fall des Asthmatikers zeigt den ganzheitlichen Ansatz der Osteopathie in vollem Umfang: Neben dem Lungenemphysem und seinen Folgen wurden innere Organe, die Fehlstellung des Beckens und der ganze Bewegungsapparat behandelt – und das mit großem Erfolg.

Magenschmerzen und Sodbrennen

Die Fallgeschichte

Der Patient Otto M. litt schon seit über 15 Jahren an Magenbeschwerden, Zurücklaufen von Mageninhalt in die Speiseröhre und starkem Brennen hinter dem Brustbein. Er hatte in seiner Leidensgeschichte viele Ärzte, Fachärzte und auch einen 14-tägigen Klinikaufenthalt hinter sich. Dementsprechend häuften sich Arbeitsausfälle, Krankschreibungen, Medikationen und alternative Behandlungsmethoden.

Je nach Behandlungsintensität hatte der Patient maximal einen beschwerdefreien Zeitraum von vielleicht sechs bis höchstens zehn Wochen. Alle Operationen lehnte er ab, obgleich diese Verfahren ihm von einigen Fachärzten – und das nicht unbedingt zu Unrecht – empfohlen wurde. Aus einer Zeitschrift erfuhr der Patient von der Möglichkeit der organbezogenen Behandlungstechniken. Da er nicht wusste, was man darunter zu verstehen hat, nahm er Kontakt mit einem klinischen Osteopathen auf.

> Nicht nur das Zwerchfell, auch eine dauernde Spannung der Speiseröhre durch extreme Streckung des Oberkörpers kann dazu führen, dass Magensaft aufsteigt. Berufsbedingt ist dies z. B. häufig bei Tänzern oder Malern der Fall.

Der osteopathische Befund

Die Untersuchung bei diesem Osteopathen war sehr umfangreich und endete mit dem Begriff »Motilitätsstörung des gastro-ösophegalen Übergangs«. Dieser Befund wurde folgendermaßen erklärt:

▶ Bei der osteopathischen Untersuchung des Bauchs wurde die Bewegung der Organe zueinander, die Bewegung der Organe im Einzelnen und die dazwischen liegende muskuläre, fasziale Spannung ertastet.

▶ Durch falsche Bewegungsabläufe des oberen Anteils des Magens hin zur Speiseröhre und aufgrund einer Verspannung des Zwerchfells im Bereich der Speiseröhre kam es zu einem so genannten rückwirkenden Kontermechanismus. Das bedeutet: Aufgrund einer durch Bewegung, durch Muskelzug sowie durch Atmung bedingten peristaltischen Bewegung zwischen Mageneingang und Speiseröhre liefen bei diesem Patienten Teile des Mageninhalts in die verkehrte Richtung, also in die Speiseröhre zurück.

Der Behandlungsverlauf

Das osteopathische Unwinding

Durch bestimmte feinsensible Diagnose- und Tasttechniken der Hände können die Veränderungen der Bewegungsfähigkeit der Organe zueinander, die Spannung der Faszien und Muskeln sowie die Eigenbewegung der Organe festgestellt werden. Mit Hilfe von speziellen Druck-, Dehnungs- und Atemtechniken der Osteopathie können diese Fehlfunktionen behoben werden. Der klinische Osteopath behandelte das Zwerchfell, den knöchernen Anteil des Brustkorbs, den Mageneingang und die Speiseröhre bis hinauf zum Kehlkopf (auch dort können Fehler für einen gehemmten Schluckablauf liegen). Zum Schluss wurde noch der untere Anteil des Magens therapiert.

Bewegungseinschränkungen von Leber und Lunge

Des Weiteren wurde eine Spannung im Bereich des Bauchfells (Peritoneum) festgestellt. Auch die Bewegung der Leber zum Magen war auffallend. Sie wurde ebenso behandelt wie die entsprechenden Aufhängungsstellen der Organe (Faszien).

Im weiteren Verlauf der viszeral osteopathischen Behandlung diagnostizierte der Osteopath noch Bewegungseinschränkungen des oberen Lungenlappens und der Bronchien. Auch diese wurden mit dem weichen und schonenden, nicht schmerzhaften Verfahren der Muskelenergietechnik, der Muskelentspannungstechnik über so genannte unkontrollierte Gewebebewegungen, dem Unwinding, behandelt (siehe dazu auch »Die osteopathischen Techniken«, Seite 28ff.).

Die Durchführung einer solchen viszeral osteopathischen Behandlung ist für den Patienten gefahr- und schmerzlos, bedarf aber sehr viel Kenntnis und Erfahrung des Therapeuten. Die Ergebnisse sind vielfach hervorragend, so auch in diesem Fall.

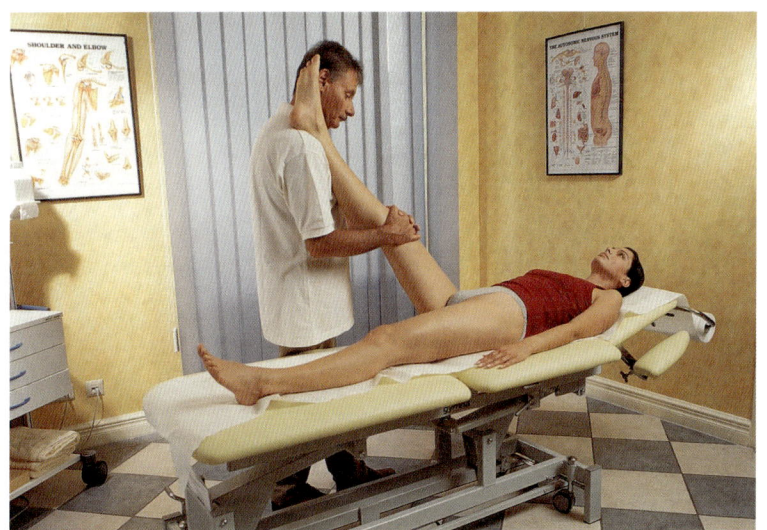

Mit der äußerst schonenden so genannten Muskelenergietechnik kann der Osteopath nicht nur erkrankte Organe des Brustkorbs behandeln, er kann sie auch erfolgreich zur Muskeldehnung im Lendenwirbelbereich bei Ischiasbeschwerden einsetzen.

Die gründliche Abschlussuntersuchung

Nach fünf Behandlungen erfolgte eine Abschlussuntersuchung, wieder nach den Grundsätzen der osteopathischen Diagnostik. Das bedeutet also, der Therapeut erspürt die Bewegung des Gesamtsystems sowie auch die Bewegung der einzelnen Organe, in diesem Fall im Brustraum. Dazu gehören die oberen Lungenlappen und die Bronchien. Des Weiteren erfühlt er die Bewegungen der knöchernen Teile des Brustkorbs, des Magens, der Speiseröhre, des unteren Magenanteils, der Leber, des Zwerchfells und des Darms.

Der Behandlungserfolg

Bei der Abschlussbehandlung waren noch einige Korrekturen erforderlich. Aber schon nach der ersten Behandlung kam es bei dem Patienten zu keinem Rücklaufen des Mageninhalts (Reflux) mehr. Das Brennen im oberen Bauchbereich, die Gastritis, konnte schon nach der dritten Behandlung erfolgreich therapiert werden. Nach fünf Behandlungen war Herr M. durch die Anwendung der viszeralen Osteopathie sein Magen- und Refluxproblem los.

Um einen mittelfristigen Erfolg zu sichern bzw. zu dokumentieren, bestellte der Osteopath den Patienten drei Monate später wieder in seine Sprechstunde. Es wurde das gleiche Untersuchungsschema angewendet. Es waren zwar leichte Korrekturen erforderlich, aber der Patient war auch noch nach drei Monaten beschwerdefrei geblieben.

> Die Dauer einer osteopathischen Behandlung hängt immer vom Einzelfall ab. Meist werden relativ rasch Erfolge erzielt, die allerdings unbedingt nach einem längeren Zeitraum bei einer Nachuntersuchung kontrolliert werden sollten.

Langjährige Kinderlosigkeit

Die Fallgeschichte

Klaus und Helga F., beide Mitte 30, waren seit zehn Jahren verheiratet. Seit Beginn ihrer Ehe bestand bei beiden ein ausgeprägter Kinderwunsch. Nach etwa drei Ehejahren mussten sie jedoch erkennen, dass es sehr schwierig sein würde, Kinder zu bekommen. Daraufhin suchten sie verschiedene Fachärzte auf. Es wurden alle derzeit gängigen Untersuchungen vorgenommen – mit dem Ergebnis, dass beide Eheleute gesund waren. Es wurden keine Fehler bei der Spermienproduktion festgestellt, und es lagen keine anatomisch-funktionellen Veränderungen der Gebärmutter und der Gebärorgane bei der Frau vor. Eine physische Erklärung konnte also nicht gefunden werden.

Erste Station – Psychotherapie

Daraufhin besuchte Frau F., erst allein, dann gemeinsam mit ihrem Mann, einen Psychotherapeuten auf. Sie vermuteten, dass die Kinderlosigkeit psychosomatische Ursachen habe, dass sie eventuell durch Stress bedingt sei. Beide Partner waren in anspruchs- und verantwortungsvollen Berufen tätig. Von daher lag der Gedanke einer Stressursache durchaus nahe, zumal bei Herrn F. gelegentlich die Anzeichen einer Impotenz erkennbar waren.

Nach über eineinhalb Jahren psychotherapeutischer und -analytischer Behandlung war zwar die Symptomatik der zeitweiligen Impotenz bei Herrn F. verschwunden, aber eine Schwangerschaft stellte sich trotz ernsthaften Bemühens beider Partner nicht ein.

Der Weg zum Osteopathen

Über Osteopathie las Frau F. das erste Mal in einem Gesundheitsmagazin. Es wurde darin ein Fall geschildert, in dem eine Frau über Bettnässen nach Entfernung ihrer Gebärmutter klagte, und wie ein Osteopath dieser Patientin helfen konnte. Frau F. wurde aufmerksam und fragte sich, ob auch bei ihr eine Fehlstellung der Gebärmutter vorliegen und das der Grund ihrer Kinderlosigkeit sein könnte. Sie besprach sich daraufhin mit ihrem Mann, der erst etwas skeptisch schien und sich so etwas nicht vorstellen konnte, zumal gynäkologisch bei seiner Frau keine Anomalien von Gebärmutter, Eileitern, Eierstöcken und des gesamten gebärorganischen Bereichs festgestellt worden waren.

Frau F. nahm dann Kontakt zu einem osteopathischen Verband auf. Was sie dort erfuhr, stimmte sie zuversichtlich und flößte ihr Vertrauen ein. Man stellte ihr eine Liste der registrierten klinischen Osteopathen und Therapeuten zu, die klinische Osteopathie betreiben.

Nach Sensationsberichten der Zeitungen scheint zwar fast alles möglich, aber tatsächlich sind immer mehr Paare in Deutschland ungewollt und aus medizinisch oft nicht erklärlichen Gründen kinderlos.

Das erste Beratungsgespräch

Die osteopathische Repositionierung

Bei der Erstuntersuchung und im Gespräch stellte die Patientin ihr Problem vor und erfuhr von ihrem Therapeuten die Möglichkeiten der so genannten organbezogenen Osteopathie. Er beschrieb ihr, dass die Gebärmutter durch bestimmte Bänderstrukturen in bestimmten Bereichen fixiert ist und es hier zu Veränderungen kommen kann. Wenn die Bänderstrukturen beispielsweise einerseits erschlaffen, andererseits angespannt sind, kann es zu bewegungs- und atemabhängigen Verschiebungen der Gebärmutter kommen, möglicherweise zu einer Art Knickbewegung. Das Gleiche kann auch bei den Eileitern auftreten, so dass es von daher sehr schwierig sein kann, einen Kinderwunsch zu realisieren.

Den eigentlichen Auslöser der Kinderlosigkeit galt es nun zu finden. Das geschah einerseits mit der Methode des General-Listening, d. h. mittels der feinen Bewegungen des Gewebes im Bereich des unteren Bauchs. Außerdem wurde die Lage der Gebärmutter durch Abtasten sowie ihre Beweglichkeit untersucht.

> Es ist möglich, durch gekonnte Tiefenpalpation (tief gehendes Ertasten) im Bauchraum Anomalitäten der Eileiter zu ertasten. Dies ist zwar sehr schwierig, aber für einen guten Osteopathen ist es nichts Unmögliches.

Erfolg ist nicht zwangsläufig

Aus all diesen Befunden ist es in vielen Fällen möglich, eine Gesamtdiagnose zu erstellen und damit auch eine Therapie einleiten zu können. Ob sich allerdings, selbst bei einer Normalisierung dieser Bewegungsabläufe im osteopathischen Sinn, ein Kinderwunsch erfüllt, kann niemand garantieren.

Die Osteopathie stellt lediglich die Möglichkeit der Korrektur dar, wenn sie Strukturveränderungen und damit auch Lageveränderungen der Geburtsorgane diagnostiziert.

Der osteopathische Befund

Die Information, die Frau F. bei der Beratung mit dem klinischen Osteopathen bekommen hatte, stimmte sie sehr nachdenklich, mal euphorisch, mal skeptisch, aber doch zuversichtlich. Sie empfand, dass dieser erste Schritt zu einer solchen Information für sie notwendig war. Sie hatte das Gefühl, dass es ihr etwas brachte, dass sie eine Motivation bekam, eine neue Hoffnung, doch noch ihren Kinderwunsch realisieren zu können. In den nächsten Tagen besprach sie das Thema mit ihren Freunden und mit ihrem Ehemann.

Letztlich vereinbarte Frau F. einen ersten Behandlungstermin etwa zwei Wochen später. Zu Beginn der Therapie führte der klinische Osteopath zunächst einmal eine sehr aufwändige, umfangreiche, detaillierte und differenzierte viszerale osteopathische Untersuchung des Bauchraums, des Beckengürtels, der Wirbelsäule und der Gelenke durch. Daran schloss er einen biomechanischen, osteopathischen Ganzkörperstatus (Untersuchung des ganzen Körpers) an. Abweichungen wurden dabei genau dokumentiert, in einer anatomischen Grafik exakt eingezeichnet und jeweils mit den entsprechenden Bezeichnungen gekennzeichnet.

▶ Am Ende dieser über einstündigen Untersuchung stand eine osteopathisch strukturelle Folgekette von Unstimmigkeiten im Becken, Wirbelsäulen-, Schulter- und Kopfbereich fest.

▶ Ebenso wurden auch Störungen im Bereich der Bauchorgane erkannt sowie eine Bewegungsstörung von Gebärmutter und Blase.

Die Therapievorschläge

Der klinische Osteopath erklärte Frau F. anhand eines Modells die Zusammenhänge und empfahl ihr, nicht sofort den unteren Bauchbereich und die anormale Bewegung und Lage der Gebärmutter zu behandeln. Zunächst sollte erst einmal die Peripherie, d. h. die andere Kausalverkettung der Reihe nach behoben werden. Das bedeutete in ihrem Fall: Becken und Beckenanlage. Denn bei Frau F. bestand ein Beckenschiefstand, eine Beckentorsion (-drehung), zusätzlich ein Schulterschiefstand mit Drehung nach außen, eine Fehlstellung innerhalb der Halswirbelsäule, eine Fehlfunktion und -stellung der oberen Anteile der Halswirbelsäule, der Kopfgelenke sowie dysfunktionelle Fehlstellungen des hinteren und vorderen Schädels. Deshalb war es nötig, zunächst eine osteopathische Behandlung dieser Fehlstellungen durchzuführen. Dazu wurden drei Termine vereinbart.

Die Behandlung des Unterleibs findet für die Patientin in einem besonders sensiblen Bereich statt. Ein guter Osteopath wird seinen Befund und die nötigen Behandlungsschritte genau erklären und mit der Patientin abstimmen.

Auch im gynäkologischen Bereich kann ein Osteopath erfolgreich tätig werden. Viele Patientinnen leiden – ohne es zu wissen – unter einer Blasensenkung, die die Ursache diverser Beschwerden sein kann. Mit der gezeigten speziellen Technik kann der Osteopath die Blasensenkung beheben.

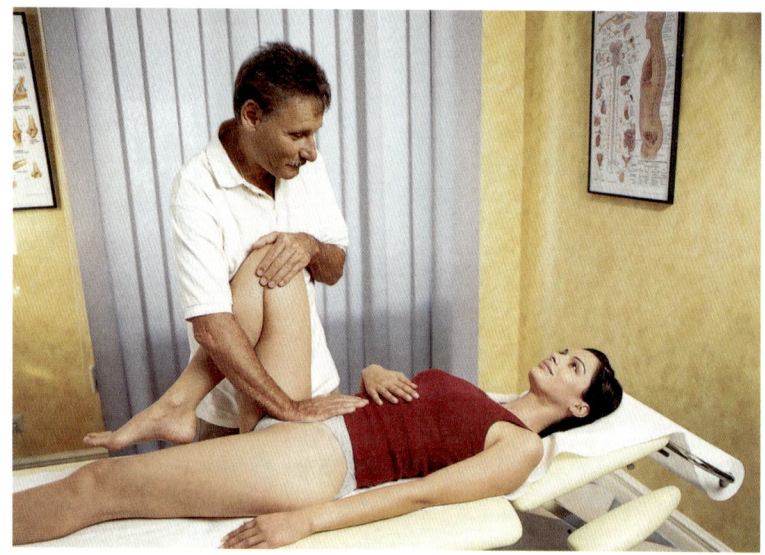

Die Osteopathie ist zwar ein anerkanntes Heilverfahren, gegen Teilbereiche meldet aber die Schulmedizin Skepsis an. So gelten die Nähte der Schädelknochen beim Erwachsenen als verknöchert, so dass hier keine Beweglichkeit mehr gegeben sein soll.

Der Behandlungsverlauf

Vom Becken zu den Schädelknochen

Bei der ersten Sitzung wurde die osteopathische Behandlung des fehlgestellten Beckengürtels eingeleitet. Frau F. reagierte äußerst positiv darauf, empfand ihren Körper locker und leicht, hatte keine Spannungen mehr im Becken und fühlte sich rundherum wohl.

Die beiden weiteren Behandlungen verliefen ähnlich. Der Osteopath beschäftigte sich zunächst mit der Schulter und ging dann über zu Halswirbelsäule, zu Kopfgelenken und gesamtem Schädel. Was Frau F. besonders verblüffte: dass man auch einen »schiefen« Schädel oder ein schiefes Gesicht in Grenzen noch korrigieren kann. Es handelt sich hierbei um Fehlfunktionen bestimmter Schädelknochen (z. B. Hinterkopf-, Gesichtsschädel-, Stirn- und Wangenknochen) oder auch um einen Fehlbiss, eine Kiefergelenk- oder Oberkieferfehlfunktion.

Nach Abschluss der Behandlungsserie war das so genannte globale Muster korrigiert und richtig gestellt, und der Körper somit in der Lage, das Zusammenspiel der Organe sowie Steuerungs- und Regelprozesse in normaler Weise durchzuführen.

Die Blase war falsch gelagert

Nun kam die Behandlungssequenz, die sich mit der Fehlstellung und Fehlbewegung der Gebärmutter in Relation zur Blase beschäftigte. Es wurde eine erneute Befundaufnahme durchgeführt und dabei festgestellt, dass die Blase zur Gebärmutter hin eine anatomisch nicht korrekte Relativbewegung vollführt. Deshalb wurde zuerst eine Blasenbehandlung nach den Methoden der organbezogenen Osteopathie durchgeführt. Dazu gibt es unterschiedliche Ansätze und verschiedene Methoden, die teils im Liegen, teils im Sitzen durchgeführt werden.

Alle Bauchorgane werden einbezogen

Nach Korrektur der Blasenlagerung und Herstellung der normalen Bewegungsfähigkeit wurde das Zwerchfell behandelt, anschließend das Bauchfell, innere Organe wie Magen (mit Mageneingang), Leber und Darmschlingen. Es wurde also bewusst noch nicht am Ort des Geschehens therapiert, sondern erst – wie auch in den vorherigen Sitzungen – die Peripherie, d. h. die Bauchorgane, behandelt.

Die Gebärmutter machte Kippbewegungen

In der nachfolgenden Sitzung wurde die Gebärmutter genauer untersucht. Dabei konnte festgestellt werden, dass Lage und Bewegungsfähigkeit der Blase normal waren, die der Gebärmutter aber nicht. Die Gebärmutter war nach hinten verlagert und kippte bzw. drehte nach rechts hinten mit einem Zug nach unten.

Der Osteopath erklärte Frau F., dass die Gebärmutter zum Rücken verlagert sei, mit hinterem, seitlichem Zug. Das bedeutet, die Fixierung der Gebärmutter durch bestimmte Bänderstrukturen war nicht ausgeglichen. Ein Teil der Bänder in diesem Bereich war angespannt, stand also unter einer erhöhten Spannung, andere Bänder waren hingegen erschlafft. Dieses Missverhältnis führte zur Kippung bzw. Drehung der Gebärmutter. Die weitere Untersuchung ergab strukturelle Störungen im Bereich des linken Eileiters.

Die so genannte Reposition (Zurückverlagerung) der Gebärmutter im osteopathischen, organbezogenen Sinn wurde durch verschiedene Behandlungsmethoden erreicht.

Der Osteopath sollte wie ein Chirurg genau wissen, wo er sich befindet, was er fühlt, und er muss Normalität und Anomalie differenziert beurteilen können. Er muss darüber informiert sein, welchen Bewegungsmustern ein Organ folgt, damit er beurteilen kann, ob das von ihm gefundene Muster normal ist.

Mit diesen Behandlungsgriffen gelingt es dem Therapeuten, eine gekippte bzw. gedrehte Gebärmutter wieder in ihre richtige Lage zu bringen. Eine Fehlstellung der Gebärmutter ist häufig die Ursache für ungewollte Kinderlosigkeit.

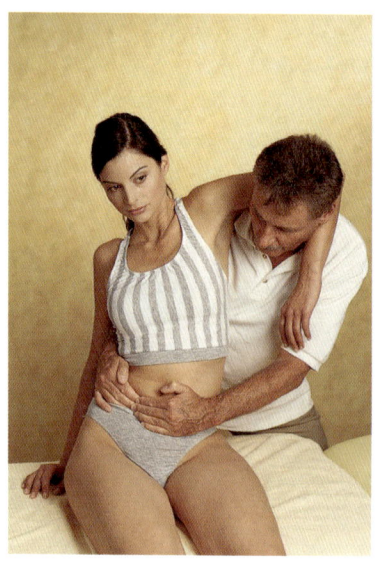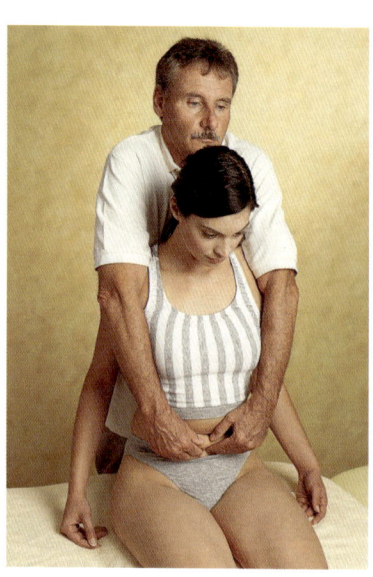

Der Behandlungserfolg

Nach der vierten Sitzung waren die Bewegungsstörungen der Bauchorgane, insbesondere der Gebärmutter und der Blase, nicht mehr auffällig. Eine Gesamtuntersuchung des Beckengürtels, der Kopfgelenke und des Schädels erfolgte abschließend, und mit leichten Korrekturen war die Behandlungsserie beendet. Frau F. fühlte sich nun hervorragend. Ihr Motivationsschub beeinflusste auch ihren Ehemann und ihre Bekannten positiv, so dass sie alle nicht besonders überrascht waren, dass Frau F. nur drei Monate später schwanger wurde. Zu ihrem erstgeborenen Sohn gesellte sich später noch eine Tochter.

Insgesamt benötigte die Patientin Frau F. zehn Termine bei dem klinischen Osteopathen bis zum Status der relativen Befundfreiheit. Das bedeutet, es konnten keine Fehlfunktionen o. Ä. mehr festgestellt werden.

Häufige und schwere Migräneanfälle

Die Fallgeschichte

Rosemarie Z., 32, verheiratet, ein Kind, litt seit ihrem 18. Lebensjahr unter zwei bis drei Migräneanfällen monatlich. Ihre Vorbehandlungen waren allgemeinmedizinischer, fachärztlicher und neurologischer Art.

Aufgrund der Schwere der Migräne war sie auch einmal 14 Tage stationär in einer neurologischen Fachklinik aufgenommen worden. Besuche bei Heilpraktikern brachten nur kurzfristige Erfolge. Die Behandlungen reichten von Ernährungsumstellung über Akupunktur, Neuraltherapie, Schmerztherapie bis zu entsprechenden schmerzdämpfenden Medikamenten.

Jobwechsel verstärkte die Beschwerden

Beruflich wechselte Frau Z. in einen Bürobetrieb und war dort halbtags tätig und ausschließlich mit Computer- und Bildschirmarbeiten beschäftigt. Nach etwa zwölf Wochen wurden die Migräneattacken häufiger und schwerer. Früher waren es zwei bis drei im Monat gewesen, jetzt oft eine in der Woche, manchmal sogar zwei. Frau Z. führte das auf den psychischen Stress am Arbeitsplatz zurück und möglicherweise auch auf die Bildschirmstrahlenbelastung, der sie vorher nicht ausgesetzt gewesen war. Sie besuchte einen Baubiologen, der sich mit Elektrosmog beschäftigt, und er konnte mit Hilfe seiner Messverfahren eine sehr starke Strahlenbelastung nachweisen. Somit schien hier ein Grund für die Intensitätssteigerung der Migräne gegeben zu sein. Die psychosomatische Ebene, sprich Berufsstress, wurde offensichtlich nur in sekundärer Position bewertet.

Die Vorbehandlungen

Die Biofeedback-Technik

Durch eine Pressemitteilung erfuhr Frau Z. von einem so genannten M-Point-Center, einem medizinischen Mittelpunktzentrum, das mit den Mitteln der modernen Feedback-Technologie in Kombination mit daraus resultierenden verhaltenstherapeutischen Maßnahmen und der Osteopathie arbeitet. Frau Z. vereinbarte mit diesem M-Point-Center einen Untersuchungstermin.

Sie war überrascht von der technischen Präzision der Biofeedback-Technologie. Man applizierte an bestimmten Orten des Schädels, an bestimmten Muskeln des Schultergürtels, des vorderen Schädels, des hinteren Schädels und der Finger Messsensoren. Sie musste daraufhin

Ein einmal diagnostizierter Befund sollte von jedem osteopathischen Therapeuten mehrmals geprüft werden, um sicherzugehen, keine Fehldiagnose gestellt zu haben.

ein bestimmtes Anspannungsprogramm absolvieren. Die Reaktionen der einzelnen Muskeln wurden sehr präzise und differenziert über einen Computer gespeichert und ihr auf einer Großleinwand vorgeführt. Sie konnte genau sehen, welche Muskeln bei diesen Bewegungsübungen ein falsches Spannungsmuster aufwiesen. Und genau an diesen Muskeln und deren Verläufen spürte sie auch immer ihre Migräneschmerzen.

Eine solche Präzision und Differenzierbarkeit bestimmter Muskelstellen des Schädels und der Hals- und Schultermuskulatur wie bei der Biofeedback-Methode ist selbst bei neurologischen Untersuchungen kaum möglich.

Muskelfeedback-Behandlung

Über das aufgezeichnete Muskelspannungsmuster erarbeitete man das so genannte Muskelfeedback, ein spezielles Trainings- und Verhaltensprogramm. Als dieses erstellt war, begann die Patientin eine zehntägige Therapie, in der die jeweiligen Schritte dieses Behandlungsprogramms in jeder Sitzung trainiert wurden. Der Trainingserfolg, nämlich die Korrektur des richtigen Verhaltensablaufs mit entsprechenden Muskelanspannungstechniken, wurde stets kontrolliert. Nach der fünften Behandlung wurde wieder eine Untersuchung durchgeführt und mit der ersten Untersuchung verglichen.

Dort stellte man in den kritischen Punkten der Muskelverkrampfung deutliche Verbesserungen fest. Die Patientin konnte auch berichten, dass die Migräneanfälle zwar kamen, aber die Bettlägerigkeit ausblieb, die Lichtempfindlichkeit nicht mehr so ausgeprägt und die Schmerzen geringer waren.

Migräneattacken reduzierten sich

Die nächsten Behandlungen gestalteten sich ähnlich. Nach der zehnten Biofeedback-Behandlung erfolgte wieder eine Untersuchung. Hier konnte im Vergleich zu den beiden Voruntersuchungen ein deutlich entspannteres Muskel-EMG oder Muskelspannungsmuster festgestellt werden.

Die Migränehäufigkeit von etwa zwei- bis dreimal wöchentlich konnte auf durchschnittlich alle zwei Wochen einmal reduziert werden, d. h. etwa zwei Migräneanfälle pro Monat. Dies stellte eine deutliche Verbesserung des Zustands dar, wobei gleichzeitig auch die Symptome und der Schmerz merklich zurückgegangen waren.

Die anschließende osteopathische Behandlung

Die Biofeedback-Therapeuten empfahlen Frau Z. den Besuch bei einem Osteopathen, da man noch bestimmte Schädelfehlstellungen auf dem Biofeedback-Gerät erkennen konnte.

Frau Z. nahm Kontakt mit dem empfohlenen osteopathischen Therapeuten auf und vereinbarte einen Untersuchungstermin. Bei der Erstvorstellung erfolgte ein aufklärendes Gespräche über Sinn und Zweck der Osteopathie. Ihre Krankheitsgeschichte wurde notiert, und man erklärte ihr, welche Möglichkeiten vor allen Dingen die Kopfosteopathie, die so genannte kraniosakrale Osteopathie, bei ihr haben könne.

Der osteopathische Befund

Der Osteopath untersuchte den ganzen Körper, den Bewegungs- und Stützapparat, die Gelenke, die Beckenstellung, den Schulterring und vor allen Dingen die Halswirbelsäule, die Kopfgelenke und im Detail die Stellung und Funktion der Schädelknochen, der knöchernen Anteile der Mundhöhle und des Ober- und Unterkiefers.

▶ Der Therapeut kam zu dem Schluss, dass die Stellung des Hinterkopfs zum Gesichtsschädel in einer ganz bestimmten Weise verschoben war.

▶ Er konnte eine Fehlstellung der Wangenknochen, eines Kiefergelenks, des Oberkiefers und des Zungenbeins diagnostizieren.

Die Statik der Schädelknochen

Frau Z. war über diese Diagnose sehr erstaunt, da sie nicht wusste, dass es im Schädel solche Fehlstellungen überhaupt geben kann. Sie war der Meinung gewesen, im Schädel sitze alles fest und bewege sich nicht. Der Osteopath erklärte ihr, dass alle Schädelknochen wie ein Zahnradgetriebe miteinander in Kontakt stünden. Bei Kau-, Schluck- und Atembewegungen sowie im kranialen Rhythmus der Hirnflüssigkeit müssten sich aber alle Teile in einer bestimmten Gesetzmäßigkeit bewegen, um eine einwandfreie Funktion, Statik und Gelenkbelastung im Kopf und in den entfernten Gelenken zu erhalten.

Migräne ist ein von Nichtbetroffenen immer noch unterschätztes chronisches Leiden, das die Lebensqualität erheblich beeinträchtigen kann. Nicht immer sind Verspannungen und Blockaden die Ursache, aber eine osteopathische Untersuchung ist hier in jedem Fall zu empfehlen.

Der Osteopath klärte sie darüber auf, dass es sich im Kopf um knorpelige Gelenkverbindungen handelt, die bis auf das Kiefergelenk keine aktiven Gelenke sind. Die Schädelbewegung kann man tasten und aus dieser Bewegungsart eine mögliche osteopathisch-strukturelle Störung ermitteln. Weiterhin erklärte der osteopathische Therapeut, dass bestimmte Fehlstellungen, die bei Frau Z. festgestellt wurden, die Migräne unterstützen oder sogar auslösen.

Nach einem umfangreichen Erstgespräch wurde ein erster von insgesamt fünf Behandlungsterminen vereinbart.

Der Behandlungsverlauf

Die Behandlung war sehr schonend, nicht schmerzhaft und erfolgte in einer sehr entspannten, ruhigen, stressfreien Umgebung. Diese Grundbedingungen sind für das osteopathische Arbeiten von entscheidender Wichtigkeit. Schon ab der dritten Behandlung waren keine Migräneanfälle mehr aufgetreten. Die nächsten beiden Behandlungstermine folgten dann in vier- bis sechswöchigem Abstand. Nach der fünften osteopathisch-kranialen Therapiesitzung war Frau Z. gänzlich migränefrei.

> Oft richten Medikamente nur wenig gegen die heftigen Migränekopfschmerzen aus. Die in vielen Fällen gleichzeitig auftretende Übelkeit führt außerdem oft dazu, dass bei einem akuten Anfall gar keine Schmerztabletten vertragen werden.

> *Für viele Migränepatienten ist die Osteopathie ein wahrer Segen. Meist ist bereits nach fünf bis sechs kranialen (also den Kopf betreffenden) Behandlungen die Häufigkeit der Anfälle deutlich reduziert, oder sie bleiben sogar ganz aus.*

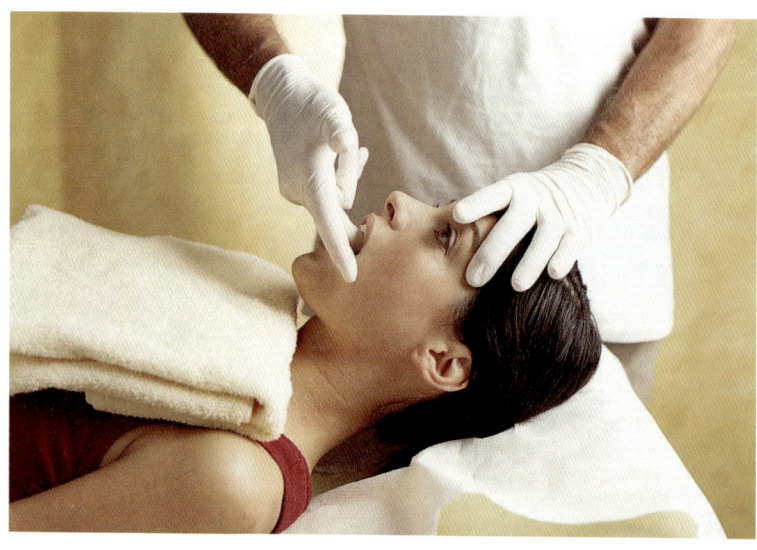

Die ergänzende Biofeedback-Behandlung

Die Patientin hatte aber noch Probleme mit der Stressverarbeitung an ihrem Arbeitsplatz und ging noch einmal in das medizinische Point-Center zurück, um sich erneut einer Untersuchung und Behandlung nach der Biofeedback-Methode zu unterziehen. Diesmal wurde das Verfahren variiert: Über den so genannten psycho-galvanischen Reflex, das ist im weitesten Sinn die Hautfeuchtigkeitsänderung, wurde die emotionale Anspannung erfasst und grafisch dargestellt. Mit Hilfe eines so genannten Atemfeedbacks wurde das Ziel verfolgt, die Patientin belastbarer gegenüber Stress zu machen.

Das Atemfeedback

Frau Z. lernte, Methoden zu entwickeln, um Stress beispielsweise durch eine modifizierte Ein- und Ausatmungstechnik zu kompensieren. Dazu legte man sie unter ein sehr modernes Farblichttherapiegerät, das mit warmem Sand konstant eine Temperatur von etwas über 30 °C hält. Die für Frau Z. richtige Farbe wurde ausgemessen: 30 Prozent Grün, 70 Prozent Blau.

Während der Lichtbestrahlung wurde ein Atemsensor über der Bauchregion und einer über dem Brustbein von Frau Z. platziert. Die Sensoren zeichneten ihre Bauch- und Brustatmung jeweils getrennt auf. Der Patientin wurden die Veränderungen der Atmung auf einer Großleinwand vorgeführt. Nach dieser Sitzung wurde wieder ein Vergleich zu den ersten Untersuchungen gezogen. Die Atemintensitäten der Patientin wurden in einer Balkengrafik dargestellt, um so das richtige bzw. falsche Atmen deutlich zu machen. Der Therapeut erklärte ihr daraufhin die richtige Atemtechnik.

> Der Atemsensor veranschaulicht den Rhythmus der Atembewegungen. Dabei wird die Funktionsweise der Atmung auf einer Leinwand durch das mehr oder weniger starke Sinken oder Steigen eines Luftballons symbolisiert.

Neue Atemtechnik brachte Erleichterung

Am Ende dieser Behandlungsserie war Frau Z. durch das erlernte Antistressprogramm sehr gut in der Lage, beruflichen Stress mittels bestimmter Verhaltensänderungen und einer speziellen Atemtechnik zu bewältigen. Auch die Bildschirmstrahlenbelastung schien ihr kaum noch etwas auszumachen, obwohl die Strahlung unverändert blieb.

Der Behandlungserfolg

Frau Z. hatte in einem Beobachtungszeitraum von über acht Monaten keinen Migräneanfall mehr erlitten. Dieses Krankheitsbeispiel zeigt deutlich, was die Osteopathie in Verbindung mit sehr schonenden Methoden, wie beispielsweise der Biofeedback-Methode, erreichen kann. Diese Art der Osteopathie ist in jedem Fall indiziert bei Kopfschmerzen, bei Schwindelanfällen sowie nach Schleudertraumata und Autounfällen.

Die Biofeedback-Methode ist ein hervorragendes Mittel, um eine Diagnose zu erfassen und im Umkehrschluss die Therapie sofort in mehreren Sitzungen einzuleiten. Beschwerden an der Halswirbelsäule, Fehlstellungen der Kopfgelenke und Schulterschmerzen können alle von der Halswirbelsäule ausgehen und sind mit den Methoden der Osteopathie und der Biofeedback-Technologie behandelbar.

Die Methoden der manuellen, funktionellen und osteopathischen Medizin, unterstützt durch die heute technisch hoch entwickelte Biofeedback-Technologie, sind insbesondere bei den weit verbreiteten Kopfschmerzen, Halswirbelsäulenerkrankungen und bei Migräne sehr wirksam.

Schleudertrauma und seine Folgen

Die Fallgeschichte

Frau Karin B. war eine sportliche Frau, 42 Jahre alt, allein lebend, als Firmenrepräsentantin tätig und als Außendienstmitarbeiterin sehr häufig mit ihrem Auto beruflich unterwegs. Im Oktober 1998 befuhr sie mit ihrem Wagen eine Ausfallstraße in Richtung Autobahn. Sie fuhr in einer Fahrzeugschlange mit einer durchschnittlichen Geschwindigkeit von etwa 50 bis 60 Kilometern pro Stunde, als ihr Vordermann eine Vollbremsung machte. Für Frau B. war trotz großem Sicherheitsabstand zum vor ihr fahrenden Wagen die Reaktionszeit zu lang, und sie fuhr auf das vordere Fahrzeug auf.

Der Airbag öffnete sich, und Frau B. prallte dagegen. Etwas benommen stieg sie aus dem Wagen, war aber im Vollbesitz ihrer physischen und psychischen Kräfte. Alles, was sie spürte, war ein leichter Druckschmerz am Hals, vor allem bei einer Bewegung nach rechts. Nach Aufnahme der Unfallformalitäten wurde die Patientin ins Krankenhaus gefahren, wo man eine Röntgenaufnahme der Halswirbelsäule machte. Es konnten keine krankhaften Veränderungen festgestellt werden, und es wurde nur ein »leichtes« so genanntes Halswirbelsäulen-Schleudertrauma diagnostiziert. Somit trat Frau B. den Weg nach Hause mit der Bahn an. In den nächsten Wochen traten keine Beschwerden auf, die sie veranlasst hätten, nochmals einen Arzt aufzusuchen. Gelegentlich hatte sie etwas Kopfschmerzen, die sie jedoch auf Nackenverspannungen aufgrund von beruflichem Stress zurückführte. Zeitweise Beschwerden beim tiefen Einatmen ordnete sie ebenfalls dem Stress und manchmal auch dem Wetter zu.

Das Auftreten neuer Symptome

Die nächsten Wochen verliefen ohne Probleme, bis eines Morgens Anfang Dezember 1998 plötzlich sehr heftige Kopfschmerzen auftraten, die sich die Patientin nicht erklären konnte. Schwindel und Ohrgeräusche kamen hinzu, und sie stellte fest, dass sie, wenn sie den Körper nach vorn beugte, in Bereichen unterhalb der rechten Brust Beschwerden bekam. Aufgeschreckt durch diese Symptome suchte Frau B. ihren Hausarzt auf. Sie erklärte ihm ihre Vorgeschichte und legte ihm auch die nach dem Unfall angefertigten Röntgenbilder vor.

Der Hausarzt glaubte an einen möglichen Zusammenhang mit dem Unfallgeschehen und veranlasste eine weiterführende Diagnostik sowie eine Computertomografie (CT). Die Untersuchungen beim Neurologen (Nervenspezialist) ergaben keine greifbaren Befunde, aber die genaue Betrachtung der CT-Bilder zeigte Wirbelfehlstellungen und offensichtlich auch eine leichte Verengung des Rückenmarkkanals, woraus sich zunächst einmal einige Schmerzzustände, vor allem die nach rechts ausstrahlenden, erklären ließen.

Chiropraktische Behandlung und Akupunktur

Der Hausarzt überwies Frau B. an einen Orthopäden, der sie nach weiteren Untersuchungen chiropraktisch behandelte. Die ersten drei Behandlungen schienen Erfolg zu bringen. Die Schmerzen im Bereich der Halswirbelsäule ließen nach. Damit verminderten sich auch die

Beim Schleudertrauma wird der Kopf erst ruckartig nach vorn und dann nach hinten geschleudert. Durch das hohe Eigengewicht des Kopfs und die starken Beschleunigungskräfte können Hals und Nacken die Bewegung nicht bremsen. Es entstehen Zerrungen und Verstauchungen von Bändern, Muskeln und Halswirbeln.

Kopfschmerzen. Aber Schwindel und Ohrgeräusche ließen sich wenig beeinflussen, obwohl Frau B. entsprechende Medikamente einnahm. Im Gegenteil: Die Beschwerden nahmen noch an Intensität und Häufigkeit zu. Frau B. erhielt die Anschrift eines Heilpraktikers mit großer Erfahrung auf dem Gebiet der Akupunktur und der chiropraktischen Therapie. Sie wurde dort untersucht und zunächst auch behandelt. Erfolge stellten sich ein, und die Patientin glaubte, den richtigen Weg gefunden zu haben. Insgesamt wurden acht Behandlungen durchgeführt, jeweils mit Akupunktur, physikalischen und manuellen Therapiekomponenten. Am Ende der Behandlungen waren zwar die Intensität der Beschwerden sowie Ohrgeräusche und Schwindel vermindert, aber die Patientin war nicht beschwerdefrei, und die atemabhängigen Schmerzen im vorderen Brustkorb sowie deren Ausstrahlung nach rechts nahmen zu.

Frau B. war aber beruflich so in Anspruch genommen, dass sie zunächst einmal für einige Wochen keine weitere Behandlung mehr durchführen konnte und sich im Glauben, dass ihre Beschwerden nicht zu verbessern seien, mit der Symptomatik abfand.

Kopfschmerzen statt Erholung

Frau B. beschloss, einen zweiwöchigen Urlaub auf Gran Canaria zu verbringen. Sie flog im März 1999 dorthin, mit der Hoffnung auf Entspannung und dass sich möglicherweise die Restsymptome wie Kopfschmerzen, Schwindel und Ohrgeräusche, die ihr nach der letzten Behandlungsserie beim Heilpraktiker noch verblieben waren, weiter verminderten.

Nach wenigen Tagen des Aufenthalts auf der Insel in einer schönen entspannenden Umgebung wachte sie eines Morgens mit einem starken Schmerz im Hinterkopf auf. Der Schmerz steigerte sich im Lauf einiger Tage so stark, dass sie glaubte, man würde ihr hinten den Kopf zusammenziehen. Sie besorgte sich daraufhin Schmerzmittel, die ihr etwas halfen. Sie glaubte, es handele sich um Schmerzen, die auf die Wetter- und Klimaumstellung oder möglicherweise auf eine Nachwirkung des Flugs zurückzuführen seien.

Unfallverletzungen gehören zunächst in die Hand des Not- oder Klinikarztes. Bei den Spätfolgen von Autounfällen, wie z. B. Schleudertrauma, Wirbelsäulenschäden und Beckenverschiebungen, kann der Osteopath wirksam therapieren.

Langwierige und erfolglose Therapieversuche

Nach zwei weiteren Tagen mit heftigen Hinterhauptkopfschmerzen, die sich kaum bessern ließen, suchte Frau B. auf Gran Canaria einen deutschsprachigen Arzt auf. Dieser tastete den Schädel und die Halswirbelsäule ab und setzte dort einige Spritzen, die aber nur wenig halfen. Da die Schmerzen sich nach einer Woche immer noch nicht gebessert hatten, brach Frau B. ihren Urlaub ab und kehrte nach Deutschland zurück. Sie ließ sich erneut neurologisch und orthopädisch untersuchen. Es wurde eine Kernspintomografie (NMR) durchgeführt. Aber auch diesen Aufnahmen konnte man nicht mehr entnehmen als den schon vorliegenden CT-Bildern.

Medikamente halfen nur kurzfristig

Die Patientin bekam Infusionen, Spritzen und Tabletten. Es ging ihr nach dieser Therapie, die sehr intensiv durchgeführt wurde, etwas besser, so dass sie glaubte, auch wieder arbeiten gehen zu können. Nach zwei Monaten nahmen die heftigen Schmerzattacken wieder zu. Auffällig war, dass die Schmerzen stärker wurden, wenn sie den Kopf nach hinten legte. Sie wandte sich erneut an ihren Hausarzt. Er setzte ihr neural-therapeutische Injektionen in die Kopfschwarte, die aber nur kurzfristig halfen. Da auch diese Behandlung letztendlich versagte, empfahl er Frau B., einen Osteopathen aufzusuchen.

> Typisch in diesem Fall sind die zahlreichen diffusen Beschwerden, die auch Monate nach dem Unfall immer wieder auftraten. Daher steht das Schleudertrauma bei manchen Arbeitgebern immer noch als »Blaumacherkrankheit« in Verruf.

Der osteopathische Befund

Frau B. suchte diesen Therapeuten auf, der sie ganz sensibel mit den Fingern untersuchte, um so genannte osteopathische Veränderungen, also strukturelle Störungen, feststellen zu können. Außerdem bezog er die Röntgenaufnahmen, CT- und NMR-Bilder und die Befunde in seine Diagnosestellung mit ein. Er kam zu folgendem Schluss:
▶ Aufgrund des Auffahrunfalls litt Frau B. an einer muskulären, ligamentären (die Bänder betreffenden) und dysfunktionellen Störung des ersten und zweiten Kopfgelenks. Die rechte Schädelkondyle, so drückte sich der Therapeut aus, sei restriktiv (eingeschränkt).

Der Behandlungsverlauf

Die kraniosakrale Osteopathie

Es wurden sechs osteopathische Sitzungen vereinbart, wobei Frau B. von der schonenden und sensiblen Durchführung der Behandlung angetan war. Sie fasste schnell Vertrauen zum Osteopathen, und schon nach drei Sitzungen ging es ihr im Vergleich zu den vorherigen Therapieversuchen deutlich besser – und das alles schmerzfrei. Der osteopathische Therapeut erklärte ihr, dass er nun über Muskelzüge versuche, die Kompression des rechten Gelenkfortsatzes (Kondyle) des Hinterhauptbeins, die offensichtlich die sehr starken Schmerzen verursachte, zu lösen. Die Patientin stellte sich darunter eine sehr schwierige und schmerzhafte Therapie vor und war überrascht, dass es nicht wehtat, dass nur ein leichter Druck bzw. Zug an bestimmten Stellen zu spüren war. Außerdem behandelte der Therapeut den hinteren und vorderen Schädel und das so genannte Sphenobasilargelenk (am Keilbein).

> Auch mit sanften Methoden kann der Osteopath auf den harten menschlichen Schädel einwirken: Nicht die angewandte Kraft ist dabei entscheidend, sondern die richtige Technik und die Dauer der Einwirkung.

Wirkung auf die Halswirbelsäule

Dieser Behandlungteil war nach der vierten, eine Stunde dauernden Sitzung beendet. Der Therapeut kontrollierte den Befund, die Stellung und Funktionen der einzelnen Strukturen und war zufrieden. Der nächste Termin erfolgte erst nach zehn Tagen. Hier ergab sich eine Normalstellung der Schädelstruktur, des vorderen Gesichtsschädels und des Hinterhaupts. Außerdem war eine ausreichende Bewegungsfreiheit in den entsprechenden Achsen der Halswirbelsäule und am Übergang der Hals- zur Brustwirbelsäule erreicht worden.

Die Rippenfehlstellung

Bei dem Problem des atemabhängigen, nach rechts ausstrahlenden Schmerzes im mittleren Brustbereich stellte der Osteopath fest, dass es sich um eine so genannte respiratorische Rippenfehlstellung handelte. Es drehte sich dabei um eine Fehlstellung der fünften Rippe, der »Schlüsselrippe«, die offensichtlich durch den Kompressionsdruck des Sicherheitsgurts beim Aufprall des Wagens während des Unfalls entstanden war. Diese Störung hatte benachbarte, darüber und darunter

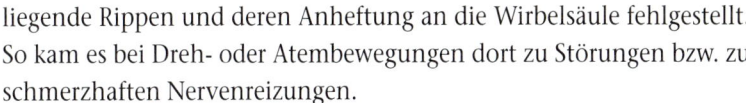

liegende Rippen und deren Anheftung an die Wirbelsäule fehlgestellt. So kam es bei Dreh- oder Atembewegungen dort zu Störungen bzw. zu schmerzhaften Nervenreizungen.

Verschiedene Methoden kamen zum Einsatz

Die Therapie der Rippenfehlstellung (»Kompressionsrippe«) erwies sich osteopathisch als recht kompliziert. Es waren innerhalb der Sitzungen mehrere Therapieansätze mit unterschiedlichen Methoden notwendig. Es kamen Dehnung, Straffung, Muskelenergietechnik, Kraft- und Gegenkrafttherapien, Counterstrain und andere funktionelle Verfahren zum Einsatz, um die Rippenfehlstellung letzten Endes erfolgreich zu beseitigen. Das Ergebnis wurde nach der zehnten Behandlung überprüft und über ein so genanntes Release des Brustkorbs sowie eine Reposition (Wiedereinrichtung) im entsprechenden Brustwirbelsäulenbereich stabilisiert (siehe dazu auch Seite 28ff.).

Rippenfehlstellungen entstehen häufig im Zusammenhang mit einem Autounfall, meist durch die Einwirkung des Sicherheitsgurts beim Aufprall.

Spätfolgen von Rippenfehlstellungen

▶ Rippenfehlstellungen, z. B. entstanden durch Schlag oder Stoß, treten als Spätfolgen häufig erst Monate oder gar erst zwei, drei Jahre nach einem Unfall auf.

▶ Oft werden sie mit dem Unfallereignis nicht mehr in Zusammenhang gebracht. Daher wird der Unfall vom Patienten meist nicht erwähnt. Die Fehlstellungen bleiben so häufig unbehandelt.

▶ Ihre Symptome sind sehr vielschichtig und führen oft zum Einsatz verschiedenster medizinischer Therapieformen, z. B. aus den Bereichen der Orthopädie (Skelett), Neurologie (Nerven), Pulmologie (Lunge), Kardiologie (Herz) oder sogar der Gastroenterologie (Magen-Darm-Trakt).

▶ Diese Therapien bleiben meistens erfolglos, da die Diagnose oft schon im Ansatz falsch ist.

▶ Daher ist es für den Betroffenen wichtig, seine Beschwerden auch mit einem eventuell schon länger zurückliegenden Unfallereignis in Verbindung zu bringen und das dem Therapeuten mitzuteilen.

Chronische Schulterentzündung

Die Fallgeschichte

Manfred S. litt seit neun Monaten unter einer akuten Schulterentzündung der rechten Seite. Der medizinische Weg begann bei seinem Hausarzt, der ihm Kortisonspritzen, Schmerzmittel und entzündungshemmende Mittel verschrieb. Außerdem konsultierte der Patient zwei Orthopäden, die ihm spezielle Injektionen in die Gelenkanteile gaben, entsprechende Therapien verordneten, darunter auch neun Röntgentiefenbestrahlungen. Darüber hinaus versuchten sie mit krankengymnastischen Behandlungen, das Krankheitsbild zu verbessern. Abgesehen von kurzfristigen partiellen Erfolgen gelang es jedoch nicht, die volle Beweglichkeit und die Schmerzfreiheit der rechten Schulter wiederherzustellen.

> Entzündungen in Gelenken sind, einmal chronisch geworden, langwierig und äußerst schmerzhaft. Je nach akutem Stand der Entzündung flauen Schmerzen und Schwellungen mal ab, um dann plötzlich, oft ohne ersichtlichen Anlass, aufs Neue aufzutreten.

Der osteopathische Befund

Eines Tages las Herr S. in einer Tageszeitung etwas über osteopathische Medizin. In dem Artikel wurden die manuelle Heilkunde und ihre Erfolge dargestellt. Diese Informationen ließen Herrn S. aufhorchen, und er suchte nach einem osteopathisch ausgebildeten Therapeuten. Er verabredete einen Untersuchungstermin und war überrascht über die eindringliche Befragung zu seinem Krankheitsbild und die anschließende funktionelle biomechanische osteopathische Untersuchung des Halses, der Halswirbelsäule, der Kopfgelenke, der Schulter, des Brustkorbs, der Wirbelsäule und des Beckenrings.

Der osteopathische Therapeut erklärte ihm, dass die unterschiedlichen Körperteile funktionell zusammenhängen und Einschränkungen in der Bewegungsfolge auch zu Erkrankungen der Schulter führen können. Der Osteopath begutachtete die angefertigten Röntgen- und CT-Bilder und erklärte dem Patienten den Befund:

▶ Es sei bei ihm zu Kalkeinsprossungen gekommen.

▶ Einige Sehnen könnten nicht mehr einwandfrei gleiten.

Nach der Untersuchung wurden sechs osteopathische Behandlungstermine vereinbart.

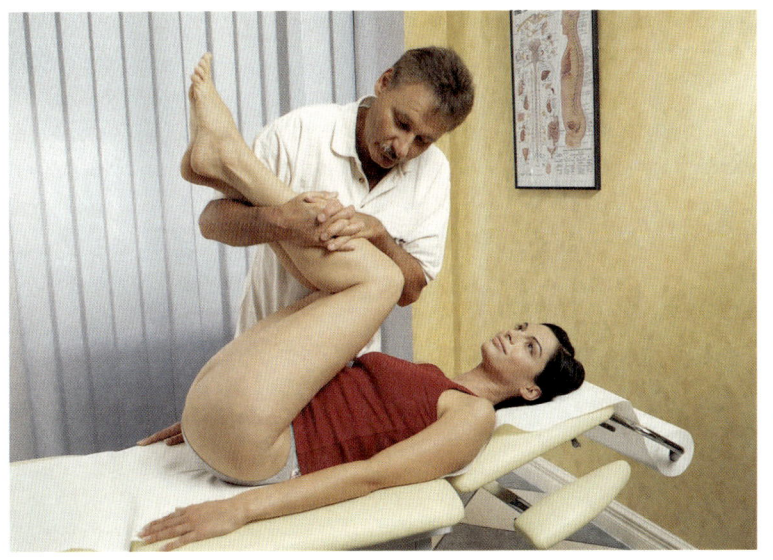

Auch bei Patienten, die unter Schulterschmerzen leiden, untersucht der Osteopath auf jeden Fall, ob eine Fehlstellung des Beckens vorliegt. Sie muss dann gegebenenfalls auch behandelt werden, denn eine solche Fehlstellung hat negative Auswirkungen bis hinauf zur Schulter.

Der Behandlungsverlauf

Die Muskelenergietechnik

Beim ersten Untersuchungs- und Behandlungstermin wurden Halswirbelsäule, Kopfgelenke und der Übergang von der Halswirbelsäule zur Brustwirbelsäule mit den Techniken der Osteopathie und der Muskelenergietechnik (siehe Seite 29) behandelt.

Bei der zweiten Sitzung wurde diese Behandlung überprüft und korrigiert. Als nächster Schritt wurden bestimmte Gelenkanteile der rechten Schulter mobilisiert. Nach dieser Behandlung ließen die Schmerzen schon deutlich nach, und die Beweglichkeit der Schulter war leicht verbessert.

Die neue Beweglichkeit verursachte Schmerzen

In der dritten und vierten Behandlung wurde diese Technik intensiviert. Alle Gelenke inklusive der zugehörigen Muskeln und Bänder wurden mit den Mitteln der Osteopathie, der Muskelenergietechnik und des muskelfaszillen Releasemechanismus (siehe Seite 29) behandelt. Von Mal zu Mal wurde die Bewegungsfähigkeit der Schulter bes-

Bei akuten Schmerzen, wie in dem geschilderten Fall, wird auch der Osteopath zunächst auf eine Schmerzlinderung an der betroffenen Stelle hinwirken. Anschließend wird aber der ganze Körper in die Behandlung mit einbezogen.

71

ser, wobei es jedoch zwischen der vierten und fünften Behandlung eine schmerzhafte Reaktion gab, eine so genannte Reaktionsphase, aufgrund der erneuten Mobilisation der bis dahin inaktiven Gelenkanteile. Bei der sechsten Behandlung wurde das Gesamtsystem, also Halswirbelsäule, Kopfgelenke, beide Schultergelenke, Brust- und Lendenwirbelsäule sowie Beckenring, korrigiert und entsprechend richtig gestellt. Am Ende dieser Behandlung wurde eine Nachkontrolle in zwei Wochen vereinbart. Zu diesem Termin konnte eine weitgehende Schmerzfreiheit festgehalten werden, die normale Beweglichkeit war fast wiederhergestellt.

Herr S. vereinbarte mit seinem Therapeuten einen weiteren Kontrolltermin nach acht Wochen, um zu sehen, ob dieser Erfolg länger anhielt und ob gegebenenfalls bestimmte Korrekturen vorgenommen werden müssen.

> Bei monatelang bestehenden Schmerzen scheint es oft wie ein kleines Wunder, wenn nach einer Reihe von Sitzungen mit sanften Berührungen des Osteopathen eine Besserung eintritt. In der Regel ist dieser Erfolg auch anhaltend.

Der Behandlungserfolg

Nach acht Wochen erschien der Patient wieder in der osteopathischen Sprechstunde. Das Untersuchungsergebnis war immer noch wie bei der letzten Sitzung. Herr S. konnte den Arm weitgehend schmerzfrei bewegen. Nur in den Endbereichen der Bewegungen wurde ein leichter Schmerz festgestellt.

Es erfolgte noch einmal eine korrigierende Behandlung bestimmter Muskeln und Knochenteile der rechten Schulter, des Halses und auch des oberen Brustkorbs, die aber nur von geringfügiger Art war. Somit konnte Herr S. nach monatelanger Leidensodyssee mit akzeptablen Restsymptomen entlassen werden.

Ständige Rückenschmerzen

Die Fallgeschichte

Der 43-jährige Peter P. war im Büro als Kaufmann tätig und hatte etwa seit dem 20. Lebensjahr immer wieder auftretende Schmerzen im unteren Bereich des Rückens. In all den Jahren hatte er sich schon vielen

Therapien unterzogen und Röntgen- und CT-Aufnahmen anfertigen lassen, aber bis auf kurzfristige Verbesserungen des Zustands von maximal einem knappen Jahr traten die Beschwerden immer wieder auf. Im Lauf der Jahre wurden die Symptome stärker: Die Schmerzen nahmen zu, sie strahlten allerdings nicht aus, sondern blieben meist zentral im unteren Bereich der Wirbelsäule lokalisiert.

Der osteopathische Befund

Durch Zufall erfuhr Herr P. von Heilungserfolgen durch die Anwendung der Osteopathie und beschloss, einen Osteopathen aufzusuchen. Es wurde ein Termin vereinbart, und einige Tage später saß Herr P. im Untersuchungszimmer des osteopathischen Therapeuten. Die Untersuchungstechnik begeisterte Herrn P., denn so gründlich war er noch nie untersucht worden. Es folgten statische und Bewegungsuntersuchungen, und nach etwa 45 Minuten stellte der osteopathische Therapeut die folgenden Diagnosen. Bei Herrn P. lagen vor:

▶ Eine Kreuzbeinfehlstellung
▶ Eine rückwärtige Verdrehung (Torsion)
▶ Eine Verschiebung des Beckenkamms
▶ Eine Verdrehung der rechten Darmbeinschaufel (Ilium, oberer Teil des Hüftbeins) nach hinten, was eine Verkürzung des Bein bewirkt
▶ Eine seitliche Verkrümmung (Skoliose) der Lendenwirbelsäule

Der Therapeut erklärte diese Befunde an einem Modell und zum Teil auch an den von Herrn P. mitgebrachten Röntgenbildern. Er veranlasste des Weiteren zur Sicherstellung der Diagnose eine Computertomografie der unteren Wirbelsäule.

Der Behandlungsverlauf

Die McKenzie-Technik

Eine Woche später begann nach Vorlage des neuen Bildmaterials die Behandlung. Der Osteopath erklärte, dass es sich bei Herrn P. um eine Verdrehung des Beckens (Torsion) handle. Er erklärte ihm weiter, dass an der Aufrechterhaltung dieser Beckenringfehlstellung die Verkrüm-

Rückenschmerzen sind ein so weit verbreitetes Leiden, dass viele Menschen versuchen, einfach damit zu leben, solange der Schmerz gerade noch erträglich bleibt. Sie entwickeln Schonhaltungen, die vorhandene Fehlstellungen noch verstärken.

Als Skoliose bezeichnet man die seitliche Verkrümmung der Wirbelsäule. Sie tritt meist während des Hauptwachstumschubs im Alter zwischen neun und elf Jahren auf. Mädchen sind etwa dreimal häufiger davon betroffen als Jungen.

mung der Lendenwirbelsäule (lumbale Skoliose) maßgeblich beteiligt sei. Mit den osteopathischen Methoden der Muskelenergietechnik (siehe Seite 29) wurde die Wirbelsäulenverkrümmung des Patienten in Seitenlage behandelt. Die nächsten Therapieschritte setzten sich dann mit der Zurückverlagerung des fehlgestellten Beckens fort. Die Beinlängendifferenz verschwand dadurch. Das nach rückwärts gedrehte Kreuzbein wurde mit den Techniken der Osteopathie (McKenzie-Technik) und der Chiropraktik wieder richtig gestellt. Nach fünf Behandlungen war die Beckenringfehlstellung behoben, in den beiden folgenden Sitzungen auch die Schulterfehlstellungen.

Der Behandlungserfolg

Nach sieben Sitzungen war der Patient absolut beschwerdefrei. Die Fehlstellungen, d. h. die Beckendrehung und der Schulterschiefstand, waren behoben. Die Schmerzen waren verschwunden, und es wurde eine Nachuntersuchung nach sechs Monaten vereinbart. Bei diesem Termin wurde die normale Position des Beckenrings, des Steißbeins, der Schulter- und der Kopfgelenke nochmals überprüft und kein neuer Befund festgestellt.

Liegen bei einem Patienten eine Fehlstellung des Kreuzbeins und eine Verdrehung einer der beiden Darmbeinschaufeln vor, muss die Verbindung zwischen Kreuzbein und Darmbein mit der hier gezeigten osteopathischen Technik dekomprimiert, d. h. entlastet werden.

Durch sieben Therapiesitzungen schmerzfrei

Herr S. war auch nach sechs Monaten, trotz normaler Belastung, immer noch absolut beschwerdefrei. Er war begeistert von der osteopathischen Therapie, die ihm keinerlei Schmerzen bereitet hatte, die im Gegenteil sehr angenehm gewesen war und ihn von einem Schmerzleiden, das über viele Jahre bestand, in schonender Weise und mit einem so eindrucksvollen Erfolg in lediglich sieben Behandlungstagen befreit hatte.

Ischiasschmerzen mit Lähmungen

Die Fallgeschichte

Susanne und Peter H. hatten eine Safariereise nach Südafrika gebucht. Am Vorabend des Abflugs packten sie ihre Koffer und brachten sie zum Flughafen. Am nächsten Morgen, nachdem Frau H. schon aufgestanden war, um das Frühstück zu machen, wollte ihr Ehemann ebenfalls aufstehen. Er beugte sich hoch und versuchte, mit gewohnter Bewegung das Bett zu verlassen. Doch plötzlich fiel er zurück: Er konnte sein Bein nicht mehr bewegen. Extrem starke Schmerzen schossen vom Rücken über das Gesäß ins Bein hinein. Jegliche Bewegung schien unmöglich.

Helle Verzweiflung kam daraufhin bei Herrn und Frau H. auf. Was sollte mit der Urlaubsreise werden? Was war geschehen? Was sollten sie nun machen?

Erste Hilfe durch den Notarzt

Als Erstes riefen sie den Hausarzt an. Er versprach einen Hausbesuch, aber erst am Nachmittag. Das erschien den beiden zu spät. Sie riefen daher den Dienst habenden Notarzt. Nach einer halben Stunde traf er ein, untersuchte Herrn H. und diagnostizierte eine so genannte akute Ischialgie. Einen Bandscheibenvorfall konnte er dabei nicht ausschließen. Sehr schnell wurde dem Ehepaar klar, dass sie ihre Urlaubsreise nicht würden antreten können. Frau H. stornierte daraufhin den Flug unter Vorlage des ärztlichen Attests.

Als akute Ischialgie wird die Reizung des Ischiasnervs bezeichnet, der vom Gesäß über die Rückseite der Beine bis zu den Füßen reicht. Er kann u. a. durch eine Bandscheibenvorwölbung oder einen kompletten -vorfall irritiert sein, was sich durch heftigste Schmerzen bis hin zu Lähmungserscheinungen äußern kann.

In der Zwischenzeit hatte sich Herr H. von einem Taxi in ein Röntgeninstitut fahren lassen. Dort wurde sowohl eine Röntgenaufnahme als auch eine Computertomografie der unteren Wirbelsäule angefertigt. Der Röntgenarzt erklärte ihm, dass es sich nicht um einen Bandscheibenvorfall handeln würde. Es liege »nur« eine Verschiebung einer Bandscheibe vor, da der erste Wirbel oberhalb des Kreuzbeins im Verhältnis zu dem darüber liegenden falsch stehen würde.

Schmerzbekämpfung mit Medikamenten

Etwas erleichtert nahm Herr H. diese Diagnose hin – er war froh, dass es sich um keinen Bandscheibenvorfall handelte. Er fuhr daraufhin zu seinem Hausarzt. Dort bekam er eine Infusion und eine Spritze zur Schmerzstillung. Der Hausarzt machte gegen 21 Uhr bei Herrn H. noch einen Hausbesuch und gab ihm eine weitere Injektion mit einem so genannten Antiphlogistikum zur Schmerzdämpfung und Abschwellung. Die Beschwerden ließen daraufhin zwar etwas nach, aber die Nachtruhe war trotzdem durch die Schmerzen sehr beeinträchtigt. Am nächsten Tag kam der Hausarzt erneut und verschrieb Herrn H. Zäpfchen, um die Muskulatur zu entspannen. Nach vier Tagen konnte sich Herr H. wieder relativ frei bewegen. In der rechten Gesäßhälfte verspürte er noch etwas Schmerzen, er konnte sein Bein aber immerhin wieder bewegen.

Der Rückfall

Ein Vierteljahr später war der Schmerz wieder da, ausgelöst durch eine ganz einfache Bewegung. Herr H. rief zunächst keinen Notdienst, sondern nahm erst einmal ein warmes Bad, um die Schmerzen zu lindern. Erst am nächsten Tag suchte er seinen Hausarzt auf. Dieser gab ihm wieder eine schmerzstillende Injektion und überwies ihn zu einem orthopädischen Facharzt, der abermals eine Fehlstellung der Wirbelkörper feststellte. Er behandelte Herrn H. chiropraktisch und mit Wärme, woraufhin die Beschwerden nachließen.

Trotzdem hatte Herr H. in der Folgezeit keine Ruhe mehr und vermied bestimmte Bewegungen und Belastungen.

Mit der Linderung der Schmerzen wird bei Bandscheibenbeschwerden oft die Erforschung der Ursachen nebensächlich – deshalb bleibt es bei den betroffenen Patienten auch selten bei einem einmaligen Krankheitsgeschehen.

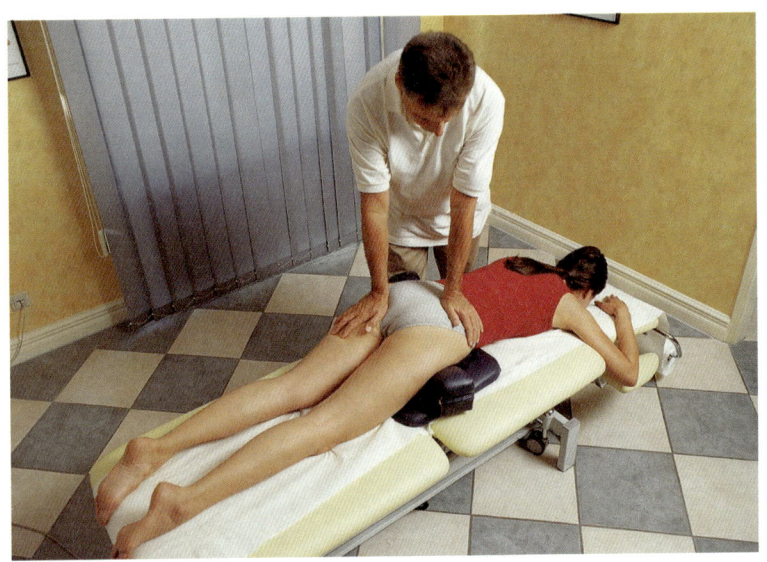

Bei der so genannten Becken-mobilisierung wird das verdrehte und schief stehende Becken wieder in seine ursprüngliche Lage gebracht. Sehr hilfreich bei dieser Technik sind die verschieden großen gepolsterten Blöcke, die unter das Becken des Patienten geschoben werden.

Der osteopathische Befund

Herr H. besuchte einen Heilpraktiker, von dem er wusste, dass er manuelle Medizin, Chiropraktik und Osteopathie anwendete. Der Heilpraktiker untersuchte Herrn H. sehr gründlich nach den Methoden der funktionellen und osteopathischen Medizin. Er stellte bald fest, dass Herr H. unterschiedlich lange Beine hatte. Das rechte war etwa eineinhalb Zentimeter kürzer als das linke. Dann überprüfte der Therapeut den Beckenring auf Abweichungen von der Norm in Bezug auf Geometrie, Lage, Struktur und Bewegungsmuster. Nach kurzer Zeit kam der Heilpraktiker zu folgendem Befund:

▶ Es lag ein Beckenschiefstand vor.

▶ Das Becken war zudem in sich verdreht, d. h., die rechte und die linke Beckenschaufel waren gegenläufig verdreht. Die Folge davon war, dass das Steißbein auch nicht die normale Position einnahm, sondern nach rückwärts verdreht war.

Der Therapeut erklärte Herrn H., dass diese Verdrehung ein statisches Ungleichgewicht mit der Folge einer unphysiologischen Kräfteverteilung mit sich bringe. Diese ungünstige Kräfteverteilung werde bei Be-

Spätestens in fortgeschrittenem Alter wird die Vernachlässigung von Knochenfehlstellungen teuer bezahlt: Verschleißerscheinungen führen z. B. zu Kniegelenksarthrose oder machen eine Hüftgelenksprothese notwendig.

wegung und Belastung in bestimmten Bewegungsrichtungen stärker, so dass querresultierende Kräfte auftreten können, die die Bandscheibe buchstäblich aus ihrer normalen Lage zwischen zwei Wirbeln herausdrücken. Bei einer solchen Situation entstehen Dreh- bzw. Scherkräfte, die imstande sind, für eine dauernde Instabilität des betreffenden Lendenwirbelsäulensegments zu sorgen.

> Aus der Sicht des Osteopathen kommt es zu den natürlichen Krümmungen der Wirbelsäule durch den Einfluss der Schwerkraft auf den Körper. Sie entwickeln sich im Säuglings- und Kleinkindalter.

Der Behandlungsverlauf

Im Anschluss an diese Diagnose nahm der osteopathisch arbeitende Therapeut sogleich die Korrektur des Beckens vor, wozu er bestimmte osteopathische Techniken, wie beispielsweise Muskelenergie-, Impuls- sowie Muskelentspannungstechniken, einsetzte. Nach 20 Minuten war die erste Therapiesitzung beendet. Nach der Korrektur des Beckens und einer adäquaten Nachkontrolle stellte der Therapeut die normale Position der Beckenringanteile fest.

Beim nächsten Termin überprüfte der osteopathisch arbeitende Heilpraktiker den Befund. Da sich durch die Beckenverdrehung auch eine so genannte kompensatorische Torsionsskoliose (ausgleichende Wirbelsäulenverdrehung) ergeben hatte, wurde diese mit den gleichen osteopathischen Methoden behandelt und zum Teil behoben. Die restlichen Wirbelsäulensegmente wurden wieder mobilisiert.

Eine weitere Behandlungssitzung betraf dann die Brust- und die Halswirbelsäule, da es hier einen funktionellen Zusammenhang mit der fehlgestellten Lendenwirbelsäulenregion sowie Auswirkungen auf die Kopfgelenke und die oberen Strukturen der Halswirbelsäule gab. Nach drei Behandlungen war die so genannte Geometrie wiederhergestellt. Damit waren die Fehlbelastungen behoben, und der Patient wurde entlassen.

Der Behandlungserfolg

In der nachfolgenden Zeit traten bei Herrn H. keine neuen Beschwerden mehr im Rücken auf, und er traute sich auch wieder, sich ganz normal zu bewegen und zu belasten.

Dieses Beispiel zeigt, welche zum Teil schwer wiegenden Folgen (Bandscheibenverschiebung, -vorwölbung oder -vorfall) auftreten können, wenn die Funktionalität zwischen Wirbelsäule und Beckenring nicht stimmt, wenn die Teile des Beckenrings zueinander verschoben und nicht nur schief gestellt sind.

Die notwendige Untersuchung ist für den osteopathisch tätigen Therapeuten ohne großen Aufwand und Schwierigkeiten durchzuführen. Er klärt den Patienten über die fehlerhafte Biomechanik auf und zeigt, wo es möglicherweise durch die entsprechenden, nicht physiologischen Belastungskräfte zu einer solchen Erkrankung – auch im Wiederholungsfall – kommen kann.

Bandscheibenvorfall

Die Fallgeschichte

Paul G., 32 Jahre alt, ledig, war sehr sportlich und gut durchtrainiert. Er achtete auf seinen Körper, war ernährungs- und gesundheitsbewusst und besuchte dreimal wöchentlich ein Fitnessstudio. Ansonsten schwamm er viel und fuhr häufig Rad. Beruflich war er als Sachbearbeiter bei einer Versicherung beschäftigt. Sein Arbeitstag war mit viel Sitzen verbunden, und er wollte dieses Manko mit ausreichend Bewegung und sportlichen Aktivitäten ausgleichen. Seine Trainingsmethoden dienten seit eineinhalb Jahren vor allem dem Muskelaufbau, was ihm bislang auch sehr gut getan hatte.

Der akute Vorfall

Eines Abends, als er seine gewohnten Übungen im Fitnessstudio absolvierte, durchfuhr Herrn G. plötzlich ein starker Schmerz im rechten Bein, und er konnte sich nicht mehr bewegen. Mittrainierende eilten ihm zur Hilfe und versuchten vergeblich, ihn auf die Beine zu stellen. Der Schmerz war so heftig, dass er sein Bein nicht belasten konnte. Außerdem bemerkte er, dass er kein Gefühl mehr im Fuß hatte. Der Notarzt wurde gerufen, der Herrn G. ins Krankenhaus brachte. Dort wurde ein CT- sowie ein Röntgenbild angefertigt, und schnell war die

> Der akute Bandscheibenvorfall verläuft nicht immer so dramatisch wie in dem geschilderten Fall. Oft bleiben Lähmungserscheinungen aus. Typisch ist aber der heftige, bis in den Fuß ausstrahlende Schmerz.

Diagnose eines Bandscheibenvorfalls gestellt. Als Akutbehandlung wurden Herrn G. mehrere Infusionen verabreicht, um den Schmerz zu lösen und die Muskeln zu entspannen.

Die Operation steht an

Nach drei Tagen ging es Herrn G. durch diese Behandlung recht gut. Die Beweglichkeit hatte sich verbessert, die Schmerzen hatten deutlich nachgelassen, aber es blieb ein taubes Gefühl im Bein zurück. Man riet Herrn G. zur Operation und klärte ihn über die Methode auf: Aufgrund der vorliegenden CT-Bilder kam eine so genannte minimal invasive endoskopische Operation (mit Hilfe eines schlauchförmigen Sichtgeräts, des Endoskops) für Herrn G. infrage.

Die Risiken der Operation sind hoch

Im ersten Vorgespräch mit dem Narkosearzt ließ sich Herr G. über die möglichen Risiken der Operation aufklären und erfuhr, dass eine bleibende Lähmung möglich wäre. Darüber hinaus konnte ihm eine vollkommene Schmerzfreiheit nach dem Eingriff nicht garantiert werden. Möglich sei auch, dass er Bewegungs- oder Sensibilitätsstörungen zurückbehalten könnte.

Herr G. begann zu zweifeln und überlegte, ob die Operation für ihn wirklich der richtige Weg sei. Die Akutbehandlung seines Bandscheibenvorfalls war zweifellos richtig und notwendig gewesen; trotzdem wollte er unbedingt eine zweite Meinung zum Thema »Operation« einholen. Er rief daraufhin im Samya-Therapiezentrum für Bandscheibenschäden in Köln-Rodenkirchen an, von dem er während seiner Erkrankung gehört hatte. Kurze Zeit später erhielt Herr G. dort erstmals einen Untersuchungstermin bei einem Osteopathen.

Der osteopathische Befund

Herr G. wurde untersucht, die Röntgenbilder wurden genauestens begutachtet. Nach einer Weile kam ein zweiter Spezialist hinzu und untersuchte ihn noch mit einer etwas anderen Methode. Alle Untersu-

> Nur wenige Patienten mit Bandscheibenvorfall müssen heute noch operiert werden. In schweren Fällen können aber Muskel- und Blasenlähmungen auftreten, die einen sofortigen Eingriff erfordern.

chungstechniken waren Bestandteil der osteopathischen und der funktionellen Medizin. Neurologische und andere Tests sowie Bewegungsübungen schlossen sich an, und die Osteopathen kamen zu dem Ergebnis, dass es sich bei Herrn G. um Folgendes handelte:

▶ Eine Veränderung des Beckenrings
▶ Einen Beckenschiefstand
▶ Eine Beckenverdrehung (Beckentorsion)
▶ Eine starke Verkrümmung (Skoliose) der Lendenwirbelsäule
▶ Eine Fehlstellung des Steißbeins
▶ Eine deutlich erkennbare Fehlstellung bestimmter Halswirbelsegmente einschließlich der Kopfgelenke

Der Spezialist erklärte Herrn G., dass die genannten Befunde die Ursachen für seinen Bandscheibenvorfall seien. Eine ungünstige Belastung hatte den Vorfall offensichtlich provoziert, da durch die vorliegenden Fehlstellungen die Voraussetzungen dafür gegeben waren.

Wie die Osteopathie helfen kann

Der Therapeut erklärte anhand eines Modells, wie die Statik ins Ungleichgewicht und es zu solch einer Veränderung an der Stelle des Bandscheibenvorfalls gekommen war. Er erläuterte die auftretenden Quer-, Torsions- und Scherkräfte und die behandlungstechnische Vorgehensweise. Zuerst würde die Verkrümmung der Lendenwirbelsäule – also die Schiefstellung der Wirbelkörper – behandelt werden. Danach würde eine Zurückverlagerung der Beckenanteile, der rechten und der linken Beckenschaufel, des fehlgestellten Steißbeins und der dysfunktionellen Kopfgelenke erfolgen.

Der Plan – eine einwöchige Intensivbehandlung

Die Untersuchung und das Patientengespräch dauerten etwa eineinhalb Stunden, und Herr G. war voller Zuversicht, denn er hatte zu beiden Therapeuten Vertrauen gefasst. Ihm gefiel das Ambiente des Hauses, die weiteren Therapieeinrichtungen wurden ihm gezeigt und auch erläutert. Herr G. vereinbarte am nächsten Tag einen einwöchigen Aufenthalt in diesem speziellen Therapiezentrum.

Das Risiko für einen Bandscheibenvorfall ist nicht in allen Wirbelsäulenabschnitten gleich groß. Besonders häufig tritt ein Vorfall (Prolaps) an den beiden untersten Bandscheiben der Lendenwirbelsäule auf, seltener kommt er im Bereich der unteren Halswirbelsäule vor.

Der Behandlungsverlauf

Vielfältige Techniken

Die erste Behandlung führte ein osteopathischer Therapeut durch. Er richtete das Becken mit bestimmten Muskelzügen, Schaukel-, Dreh- und Kippbewegungen sowie Krafteinwirkungen ein. Herr G. wurde auf Blöcke gelegt, er bekam Elektrotherapie und Steinölbäder verabreicht, ebenso eine spezielle Massage, die anfangs schmerzte, aber hinterher doch sehr wohltuend war. Außerdem wurden Akupunktur und eine spezielle lokale Überwärmung mittels Magnetfeldtechnik durchgeführt. Die meisten Behandlungen waren nicht schmerzhaft, die ganze Therapie erwies sich insgesamt als sehr wohltuend.

Am Ende des ersten Tages fühlte der Patient sich erleichtert, aber auch geschlaucht und stark erschöpft. Am darauf folgenden Tag stellte er fest, dass er sich besser bewegen konnte. Das pelzige Gefühl im Bein war zwar noch vorhanden, aber die Bewegungseinschränkung und der Schmerz im unteren Bereich des Rückens waren schon deutlich weniger geworden.

Die Behandlung auf dem Hill-Tisch

Am zweiten Therapietag kam ein spezieller amerikanischer Tisch, der so genannte Hill-Table, zum Einsatz, den man Herrn G. genau erklärte. Entsprechend der Röntgenaufnahmen und der anderen Untersuchungsbefunde wurde Herr G. in Bauchlage auf den Tisch gelegt. Der Patient wurde etwas gedehnt sowie schief und schräg gelegt. Schließlich bekam Herr G. eine heiße Packung auf den Rücken. Dann begann eine Dehnungstechnik: Herr G. wurde auf dem Bauch liegend mit den Beinen nach unten bewegt. Der Tisch besitzt eine mechanische Einrichtung, womit man diese Bewegungen durchführen kann. Da auf dem Röntgenbild ein so genanntes Faczettsyndrom erkennbar war, wurden auch noch seitliche Ausweichungen, so genannte Zirkumduktionsbewegungen, wie der Spezialist Herrn G. erklärte, durchgeführt. Diese Therapie erfolgte dreimal mit den vom Vortag schon bekannten Begleittherapien. Herr G. konnte unmittelbar danach eine wesentliche Verbesserung seiner Bewegungsfähigkeit feststellen.

Bei der Behandlung von Wirbelsäulenproblemen wie Hexenschuss oder Bandscheibenvorfall haben sich neben der Osteopathie die verschiedenen Verfahren der manuellen Therapie besonders bewährt.

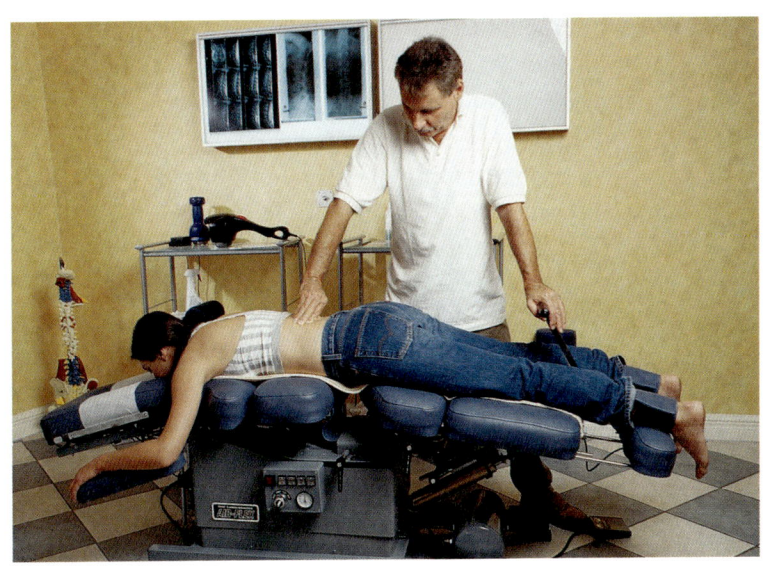

Die einzelnen Segmente des Hill-Tischs können getrennt voneinander eingestellt werden. So wird der Tisch exakt an den Körper des Patienten angepasst. Außerdem ist es möglich, die Lage des Patienten für die jeweils erforderliche Behandlungstechnik einzustellen.

Die Drop-Technik

Am Nachmittag wurde wiederum die Beckenanlage überprüft. Es zeigte sich, dass sich das linke Becken in einer falschen Lage befand. Es war zu weit nach hinten positioniert. (Es hatte zudem eine Beinverkürzung verursacht, die aber schon nach dem ersten Behandlungstag behandelt und ausgeglichen worden war.) Dem Patienten wurde erklärt, dass man nun eine so genannte Drop-Technik (siehe dazu auch Seite 86) mit dem Hill-Table anwenden würde. Der Therapeut legte Herr G. auf dem Tisch in eine entsprechende Seitenlage und brachte ein spezielles Segment des Tischs mit Luftdruck in eine bestimmte Position und spannte es vor. Besonderer Wert wurde auf die Stellung des Beckens gelegt. Der Therapeut gab Herrn G. einige Anweisungen zur Atemtechnik. Während der Ausatmung setzte er dann eine spezielle, vollkommen schmerzlose Impulstechnik ein.

Die Rückenmuskulatur wird behandelt

Am dritten Tag blieb der Zustand von Herrn G. stabil. Nun wurde mit osteopathischen Techniken wiederum die Rücken- und Beckenmuskulatur bearbeitet sowie anschließend die Beine: Oberschenkel- und Un-

Die hier vorgestellte Drop-Technik, um die linke Beckenhälfte von der falschen in die richtige Position zu bringen, brachte dem Patienten Herrn G. den Durchbruch. Er hatte anschließend keinerlei Beschwerden mehr.

terschenkelmuskulatur und das Fußskelett. Der Therapeut erklärte, dass auch Fehlstellungen im Fußskelett Rückenschmerzen auslösen können. Umgekehrt sei es möglich, dass man bei Rückenschmerzen eine Fehlhaltung einnehme und diese dann über das Fußskelett kompensiere, was wiederum zu Fehlstellungen im Fußgelenk führen könne. Dieser Befund wurde auch bei Herrn G. diagnostiziert.

Erneute Behandlung auf dem Hill-Table

Auch am folgenden Tag wurde Herr G. wieder auf dem Hill-Table behandelt. Man fixierte die Beine des Patienten, und die Wirbelsäule wurde in einer bestimmten Position gestreckt, also gedehnt. Auch die seitlichen Ausweichbewegungen kamen zum Einsatz. Der Therapeut nannte das Ganze Distraktion, Zirkumduktion und Flexion. Danach erfolgte wieder die Drop-Technik. Der Spezialist erklärte Herrn G., dass nach dem gestrigen Verschieben der linken Beckenschaufel jetzt die Fehlstellung des Steißbeins behoben werden müsse.

> Auch die Akupunktur hat sich in vielen Fällen bei Rückenbeschwerden bewährt und wird oft ergänzend zu anderen Therapien eingesetzt.

Injektionen mit pflanzlichen Heilmitteln

Am vierten Tag hatte Herr G. keine Schmerzen mehr. Er fühlte nur noch ein leichtes Kribbeln an der Seite des Fußes, das aber durch die begleitende Akupunktur schon deutlich geringer geworden war. Jetzt bekam er naturheilkundliche Spritzen in spezielle Bänderstrukturen des Beckens. Es handelte sich hierbei um Procain (ein Lokalanästhetikum) und pflanzliche Substanzen, die auf die Bänderstrukturen entspannend, entzündungshemmend und aufbauend wirkten. Am Abend des vierten Tages wurde noch eine andere Injektionstechnik, die so genannte Neural- oder Segmenttherapie, angewandt. Danach war Herr G. vollkommen beschwerdefrei.

Der Schultergürtel

Der fünfte Tag verging im Wesentlichen mit der Kontrolle und der Behandlung des schief stehenden Schultergürtels. Der Kopf wurde mit der kraniosakralen Therapie behandelt, anschließend Steißbein, Kiefergelenke, Schulterpartie, Knie- und Hüftgelenke sowie zum Abschluss nochmals das Fußskelett.

Der Behandlungserfolg

Am Ende des fünften Tages konnte sich der Patient frei bewegen, hatte absolut keine Schmerzen mehr und war voller Begeisterung. Einen Wermutstropfen hatte die Geschichte allerdings in finanzieller Hinsicht. Denn eine solche hochwertige Behandlung bei kompetenten Spezialisten hat einfach ihren Preis. Die private Krankenkasse von Herrn G. erstattete von den Gesamtbehandlungskosten leider nur einen geringen Anteil.

Papierkrieg mit der Krankenkasse

Im weiteren Schriftverkehr mit der Kasse musste Herr G. erfahren, dass es eine solche umfassende, ganzkörperlich orientierte Behandlungsweise nach Meinung der Kasse nicht geben dürfe. Herr G. hätte, um einen Anspruch auf Kostenerstattung zu bekommen, in eine ambulante Praxis gehen und sich dort längere Zeit in Therapie begeben müssen. Herr G. musste einen Großteil der Behandlung selbst bezahlen. Trotzdem hatte es sich für ihn gelohnt: Er war in kurzer Zeit wieder schmerzfrei, konnte schnell in seinen Beruf zurückkehren, und das Risiko eines weiteren Bandscheibenvorfalls war äußerst gering.

Ein Tag in dem speziellen Samya-Intensivtherapiezentrum ist identisch mit etwa neun ambulanten Behandlungen in einer Praxis von einer Behandlungsdauer von jeweils ungefähr zehn Minuten.

Nachteile der Bandscheibenoperation

▶ Viele Patienten haben auch nach einer Bandscheibenoperation weiterhin Rückenschmerzen oder andere Beschwerden in diesem Bereich.

▶ Oft folgt später ein weiterer Bandscheibenvorfall in einem anderen Bereich mit denselben Ursachen (Fehlstellungen mit einer Fehlstatik).

▶ Bei der Operation der Bandscheibe wird ihre tragende Fläche geringer, das Körpergewicht bleibt gleich, und die Flächenbelastung auf den Rest der Bandscheibe wird größer.

▶ Da Beckenfehlstellungen und sonstige biomechanisch wirksame Fehlfunktionen nicht behoben werden, ist es oft nur eine Frage der Zeit, wann in einer anderen Etage der Wirbelsäule der nächste Bandscheibenvorfall auftritt.

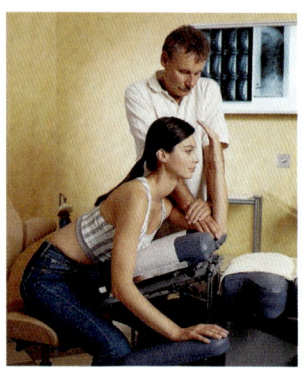

Bei der Drop-Technik wird ein kräftiger Impuls durch den Therapeuten auf das zu behandelnde Gelenk gegeben.

Obschon sie etwas spektakulär aussieht, ist die aus der Chirotherapie stammende so genannte Drop-Methode schonend und äußerst wirksam.

Spezielle Methoden der Behandlung

Osteopathie in Kombination

Die Osteopathie lässt sich mit vielen anderen Techniken der funktionellen Medizin und der Chirotherapie verbinden. Im Allgemeinen ist es sinnvoll, einen Patienten erst osteopathisch zu behandeln, um dann die letzten Korrekturen im Bereich der knöchernen Strukturen mit den Mitteln der Chirotherapie durchzuführen.

Chiropraxis – die Drop-Methode

Im Samya-Therapiezentrum ergänzen die Therapeuten die Osteopathie durch das so genannte Dropen oder die Thomsen-Technik, wozu sie die bereits erwähnten Hill-Tische benötigen. Hierbei wird der Patient, z. B. für eine Richtigstellung (Reposition) des Beckens, genauestens gelagert. Röntgen- und CT-Bilder liefern dafür die Hinweise. Den einzeln einstellbaren Segmenten des Hill-Tischs wird eine Vorspannung gegeben, die dem Gewicht des Patienten entspricht. Der Therapeut stellt sich so hin, dass er einen Impuls genau in die Richtung geben kann, die er korrigieren will. Dann spannt er vor, lässt den Patienten ausatmen und verlagert blitzartig sein Gewicht auf die bewusste Stelle. Das vorher eingestellte Tischsegment gibt nach der Vorspannung nach, womit die Wirkung der Reposition erhöht wird.

Die Thomsen-Drop-Technik lässt sich an der Hals-, Brust- und Lendenwirbelsäule sowie auch an der Beckenregionen gefahrlos durchführen. Zum Aufbau der geschwächten Rückenmuskulaturabschnitte erfolgt dann eine Anschlussrehabilitation (siehe Seite 33) im Reha-Tec, einem Zentrum für medizinisch-osteopathische Rehabilitation (Adresse siehe Seite 92).

Physio- und Neuraltherapie

Die Techniken der funktionellen Medizin, d. h. also Bewegungs- bzw. krankengymnastische Methoden, eignen sich ebenfalls gut zur Kombination mit der Osteopathie. Des Weiteren ist es sinnvoll, bestimmte neuraltherapeutische Verfahren mit der Osteopathie zu verbinden sowie so genannte paravertebrale Injektionstechniken, bei denen regenerative Stoffe an die Wirbelsäule gespritzt werden.

Bei einer Bänderschwäche besteht die Möglichkeit der so genannten Prolotherapie. Dies ist eine Proliferationsinjektion mit Kochsalz- oder Glukoselösung sowie einem Anästhetikum an die Bänderansätze. Von Bedeutung ist hierbei die abschnittsweise Wirkung auf die Nerven. Es ist vor allem auch möglich, bestimmte Substanzen, die Wirkung auf Weichteile, Muskeln, Bänder, Sehnen und knöcherne Anteile haben, zu applizieren. Auf diese Weise kann der Stoffwechsel im Bereich der Wirbelsäule verbessert und eine so genannte Stoffwechsel-Wirbelsäulen-Aufbaukur durchgeführt werden.

Naturheilkunde und Akupunktur

Naturheilverfahren, wie z. B. Wärme- und Kälteanwendungen mit Steinölpackungen oder Heublumensäcken, unterstützen die Osteopathie ebenso gut wie die Akupunktur. Hierbei kommt vorwiegend eine spezielle chinesische Akupunktur sowie die Akupunktur nach Yamamoto, die so genannte Schädelakupunktur, zur Anwendung.

Farb- und Lichttherapie

Wenn manuelle Therapie und osteopathische Medizin mit anderen manuellen, physikalischen und energetischen Verfahren sowie der Farb- und Lichttherapie sinnvoll kombiniert werden, entsteht ein vernetztes Therapiesystem. Vor allem bei bewegungskranken Patienten ist es wichtig, mit Farb- und Lichttherapie zu arbeiten. Muskelentspannung und Releasemechanismen treten schneller ein, und der therapeutische Erfolg ist deutlich größer.

Naturheilverfahren gelten allgemein als sanfter als schulmedizinische Therapien und frei von Nebenwirkungen. Obwohl das durchaus nicht immer stimmt, können Naturheilmethoden eine sinnvolle Ergänzung der Behandlung bilden.

Die energetische Visbrett-Technik

Außerdem gibt es in der Osteopathie energetische Transfertechniken, beispielsweise das so genannte Visbrett. Mit der energetischen Visbrett-Technik werden Energiewellen ausgesandt. Mit den Fingern wird ein so genannter Reflexbogen, eine Energiewelle, erzeugt, die man an bestimmte Stellen des Kopfes dirigieren kann. Dieses Verfahren hat häufig eine sehr große Wirkung.

Ein Fallbeispiel – Heuschnupfen

Eine Patientin, die durch ihren Heuschnupfen von heftigen Niesattacken geplagt wurde, konnte mit Hilfe dieser osteopathischen Behandlungsmethode von ihren Beschwerden befreit werden.
Ein osteopathisch arbeitender Therapeut wandte bei ihr die energetische Visbrett-Technik an, indem er die Energiewelle in die Nasen- und Nasennebenhöhlen hinein dirigierte und diesen Transfer sieben bis acht Minuten lang aufrechterhielt. Unmittelbar darauf empfand die Patientin ein auffallend starkes Wärmegefühl – der Wirkungsbeweis –, und in der Folge war die Patientin weitgehend beschwerdefrei.

Die vorgestellten Techniken haben mit Aberglauben nichts zu tun. Ein Beweis: Sie »funktionieren« auch bei Menschen, die nicht über diese Technik und deren Durchführung informiert oder extrem skeptisch sind.

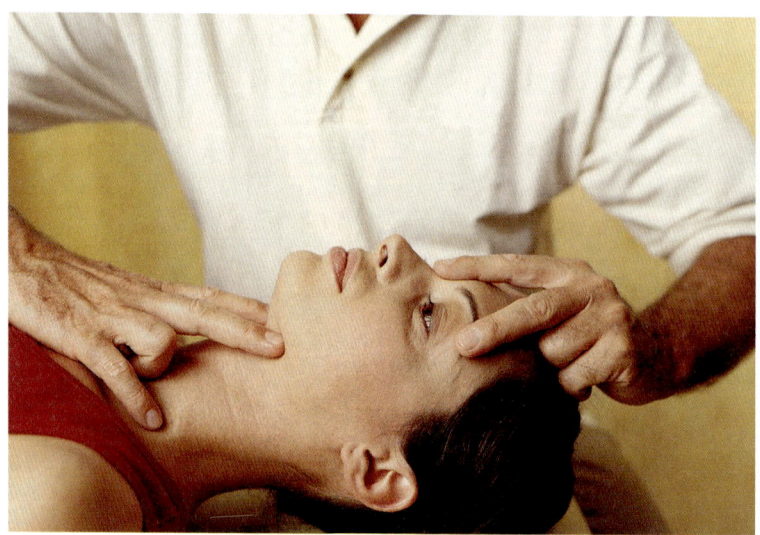

Die Visbrett-Technik zählt zu den Therapieverfahren der Osteopathie, bei denen Energie übertragen wird. Mit den Fingern erzeugt der Therapeut eine Energiewelle, die durch den Kopf strömt und dort kranke Bereiche zur Selbstheilung anregt. Der Patient spürt lediglich ein starkes Wärmegefühl.

Die kraniosakrale Technik

Ein spezielles Gebiet der osteopathischen Medizin ist die so genannte kraniosakrale Technik. Der Sinn dieser Technik ist es, ein Gleichgewicht im Pulsieren der Gehirn-Rückenmark-Flüssigkeit (Liquor cerebrospinalis) herzustellen.

Das Gehirn ist von Flüssigkeit, d. h. dem Liquor, umgeben und besitzt auch in seinem Inneren Flüssigkeitsräume (die vier Ventrikel), die mit dem Zentralkanal des Rückenmarks verbunden sind. Dieser Zentralkanal wird durch die so genannte harte Hirnhaut (Dura mater) geschützt. Der Liquor muss eine lange Strecke, vom Inneren des Gehirns bis zur mittleren Lendenwirbelsäule, fließen. Es leucht daher ein, dass es hier sehr viele Fehlermöglichkeiten geben kann, beispielsweise durch Verengungen des Zentralkanals oder Veränderungen der harten Hirnhaut, die die Zirkulation bzw. das regelmäßige Pulsieren des Liquors blockieren können.

Man kennt in der Osteopathie Techniken, die so genannten Dollar- und Kresszeichen, mit denen man feststellen kann, ob eine Verengung oder eine andere Veränderung, die eine Zirkulationsstörung des Liquors zur Folge hat, vorliegt. Diese Zirkulationsstörung wird dann mit der kraniosakralen Technik behandelt.

Wann die kraniosakrale Therapie eingesetzt wird

Eine kraniosakrale Therapie sollte bei Kopfschmerzen, Migräne oder vegetativen Störungen grundsätzlich in das Therapiekonzept eingebaut werden. Der Zeitaufwand ist allerdings verhältnismäßig hoch: Die Behandlung kann zwischen 20 und 60 Minuten dauern.

Die Geschwindigkeit, mit der eine osteopathische Behandlung durchgeführt wird, hängt nicht – wie oft fälschlicherweise angenommen wird – von der Praxisorganisation ab, sondern sie wird ausschließlich durch Gewebeentspannungsmechanismen diktiert: Der Therapeut kann nur so schnell arbeiten, wie es das Gewebe zulässt. Seine Finger sind dabei sein »Ohr« und nehmen die »Sprache« des Gewebes auf – der Osteopath setzt sie dann in der Behandlung um.

Die kraniosakralen Techniken, beispielsweise zur Behandlung einer Migräne, werden alle äußerst behutsam und sanft eingesetzt. Die dabei einwirkende Kraft bleibt immer genau dosiert und auf ganz bestimmte Bereiche begrenzt.

Die Faszientherapie

Die menschlichen Faszien sind die bindegewebigen Gleitebenen, mit denen sich zwei Muskeln, die z. B. gegensätzliche Bewegungsrichtungen haben, aufeinander bewegen können. Sind die Faszien dick und aufgequollen, durch rheumatische Erkrankungen oder Gewebeübersäuerung verändert, ist ein Muskelgleiten nicht mehr möglich. Die Folgen sind Muskelanspannungen, die sehr schmerzhaft sind und zu Fehlfunktionen führen können.

Die Faszien sind also von ganz entscheidender Bedeutung für ein fehlerfreies Funktionieren der Muskeln und damit des gesamten Organismus. Daher sei hier der Begründer der Osteopathie, Dr. Still, zitiert: »Die Faszien seien der Ursprung, in dem die Kräfte des Todes ihr Zerstörungswerk am Leben vollbringen. Die Seele des Menschen mit allen Strömen puren, lebendigen Wassers scheint durch die Faszien des Körpers zu strömen. Wenn sie arbeiten, leben wir, wenn sie versagen, schrumpfen wir oder schwellen an und sterben. Unsere Wurzeln liegen in der Faszie.«

Eine Faszie ist eine wenig dehnbare, aus gekreuzt verlaufenden Fasern und elastischen Netzen aufgebaute Bindegewebehülle einzelner Organe, Muskeln oder Muskelgruppen. Die allgemeinen Körperfaszien umhüllen die Gesamtmuskulatur des Rumpfs und der Extremitäten.

Wichtig für den Stoffwechsel

Das Bindegewebe spielt für viele Stoffwechselprozesse eine herausragende Rolle. (Es gibt viele verschiedene Arten von Bindegewebe mit jeweils unterschiedlichen Aufgaben.) In der Osteopathie ist es ganz wichtig, über dieses Bindegewebe, das sich u. a. als Faszien, Muskeln, Bänder oder Verknorpelungen darstellt, an den Kern einer Erkrankung zu gelangen. Die osteopathische Heillehre ist dazu geeignet, als Regulationstherapie das Fließen der Säfte, die so genannte Homöostase, wiederherzustellen oder auf diese regulativ einzuwirken.

Auswirkungen im ganzen Körper

In früheren Zeiten sprach man oft von der Dyskrasie der Säfte – damit meinte man in erster Linie das Blut, später auch die Lymphe oder andere Körper- und Gewebeflüssigkeiten. Und: Wenn die Qualität dieser Säfte nicht stimmte, war der Mensch krank.

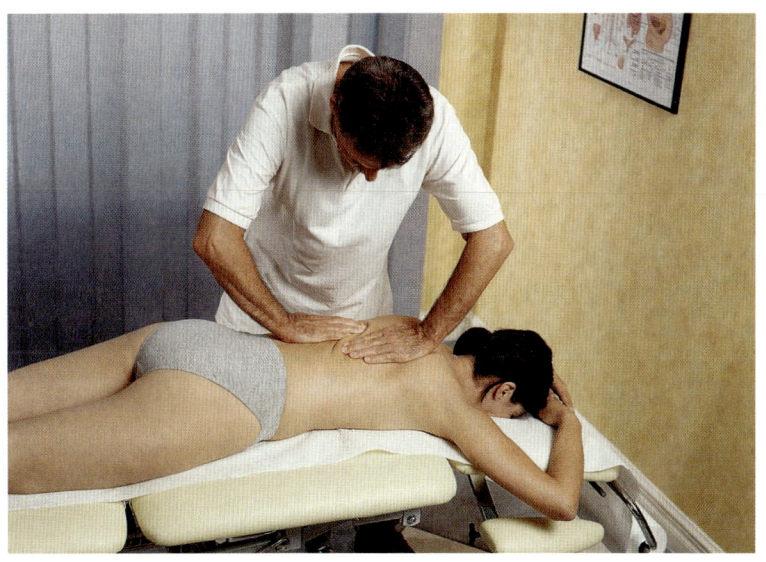

Sind die Faszien, also die bindegewebigen Hüllen der Muskeln, aufgequollen, können diese Muskeln nicht mehr richtig auf- bzw. aneinander gleiten, was zu Verspannungen führt. Bei dieser Faszientechnik mit gegenläufigen Handbewegungen werden eine normale Funktionsfähigkeit der Faszien und eine Entspannung der Muskulatur erzielt.

Heute weiß man, dass z. B. eine latente Übersäuerung des Gewebes zu Muskelverspannung, Anspannung der Bänder und Aufquellen der Faszien führt. Die Muskeln können dann nicht mehr reibungslos aufeinander gleiten und sind in ihrer Dehnfähigkeit eingeschränkt. Damit ist natürlich auch das entsprechende Gelenk betroffen: Es nimmt eine Fehlstellung ein und wird zusammengedrückt. Die Folge: Die normale Funktionsfähigkeit wird eingeschränkt.

Osteopathie aktiviert den Stoffwechsel

Über die Faszientechnik und das Remobilisieren, beispielsweise von Muskelgruppen zueinander, lässt sich dann auch in diesem Fall die Funktion des Gelenks wiederherstellen und – was besonders wichtig ist – der Stoffwechsel in den Muskeln anregen. Somit ist also die Osteopathie eine den Stoffwechsel aktivierende Therapie.

Wenn man die Faszientechnik zusätzlich mit der Gabe von bestimmten pflanzlichen Substanzen (siehe Seite 84) oder homöopathischen Stoffen verbindet, kann man sehr gut zu einer allgemeinen Regeneration des Netzwerks Mensch beitragen.

Die Osteopathie als ganzheitliche, die Selbstheilungkräfte anregende Therapie wirkt auch auf den Stoffwechsel. Sie kann dabei helfen, den komplizierten Austausch von Stoffen durch die Körpersäfte zu harmonisieren.

Wichtige Adressen

Der Verband der Osteopathen (VOD) hat ein eigenes Berufsregister gegründet. Dessen Markenartikel »M. R. O.« (Mitglied im Register der Osteopathen Deutschland) können Osteopathen in Lizenz nutzen, die langjährig ausgebildet und diplomiert sind. Der Patient erhält mit dieser Registrierung einen Beleg für eine qualifizierte, fundierte, langjährige und ganzheitlich orientierte Ausbildung.

Beim VOD können Sie ganz unproblematisch eine ständig aktualisierte Liste dieser Osteopathen sowie eine Empfehlungsliste von osteopathisch ganzheitlich behandelnden Physiotherapeuten, Heilpraktikern und Ärzten anfordern.

Der Verband der Osteopathen Deutschland e. V. ist auch im Internet vertreten: www.osteopathie.de

▶ Verband der Osteopathen Deutschland e. V. (VOD)
Kirchgasse 68
65183 Wiesbaden
▶ Gesellschaft für Osteopathie
Postfach 80 09 04
21009 Hamburg
▶ Deutsche Akademie für Osteopathische Medizin (DAOM e. V.)
Ostenalle 83
50971 Hamm
Tel. 0 23 81/98 67 15
▶ Samya-Therapiezentrum
Kirchbaumweg 26a
50996 Köln-Rodenkirchen
Tel. 0 22 36/39 39 0
Fax 0 22 36/39 39 39
▶ Reha-Tec
Zentrum für medizinisch-osteopathische Rehabilitation
im Vitalis Gesundheitszentrum
Steyler Straße 11
51067 Köln-Holweide
Tel. 0221/96 97 750 oder 0221/96 36 270
Fax: 0221/969 77 59
Internet: www.bewegungserkrankungen.de

Glossar

Akut: Plötzlich einsetzend und rasch verlaufend

Antiphlogistikum (Mehrzahl: Antiphlogistika): Medikament, das der Entzündungshemmung dient

Bronchialhilus: Eintrittsstelle der Hauptbronchien in die Lunge

Cervicobrachialgie: Schulterschmerzen, die vom Oberarm in Richtung Hand ausstrahlen und ihre Ursache in einer Fehlfunktion der Halswirbelsäule haben

Chronisch: Langsam verlaufend oder entstehend und länger anhaltend

Clavicula: Schlüsselbein

Costotransversalgelenke: Anlagestelle der Rippenbogengelenke an die Querfortsätze der Wirbelsäule

CT: Abkürzung für Computertomografie; ein computergestütztes Verfahren zur schichtweisen bildlichen Darstellung des Körpers

Dekompensierte Herzinsuffizienz: Herzschwäche mit verringerter Pumpleistung der Herzes, die der Körper nicht mehr selbst ausgleichen (kompensieren) kann

Distorsion: Verstauchung; Überdehnung der Bänder eines Gelenks, meist mit Schwellung einhergehend; z. B. durch Umknicken des Fußes

Dysfunktion: Fehlfunktion

Dysbalance: Unausgeglichenheit; z. B. zweier Muskeln, die als Gegenspieler arbeiten

Engwinkelglaukom: Form des grünen Stars, mit Erhöhung des Augeninnnendrucks und Gesichtsfeldausfällen einhergehend; bei Nichtbehandlung droht die Erblindung

Faszie: Wenig dehnbare, aus gekreuzt verlaufenden Kollagenfasern und elastischen Netzen aufgebaute Hülle einzelner Organe, Muskeln oder Muskelgruppen

Fasziell: Eine → Faszie betreffend

Flexion: Beugung

Hyperthermie: Überwärmung, z. B. künstlich herbeigeführt zu therapeutischen Zwecken

Ilium (Os ilium): So genanntes Darmbein; der obere Teil des Hüftbeins; beide Hüftbeine sowie das Kreuzbein bilden das Becken

Intraoral: In die Mundhöhle hinein

Ischialgie: Schmerzen, die vom Ischiasnerv ausgehen; können vom Gesäß bis zu den Füßen hinabziehen

Kranium: Knöcherner Schädel

Kranial: Den Kopf betreffend

Ligament: Festes, sehnenähnliches Band, verbindet gegeneinander bewegliche Teile des Körpers, z. B. Gelenkteile

Ligamentäre Störung: Fehlfunktion eines Bands, z. B. aufgrund einer Verlängerung nach einer Zerrung

Lokalanästhetikum: Substanz, die eine örtlich begrenzte Blockade der Nervenleitung bewirkt; z. B. zur Schmerzausschaltung bei einer örtlichen Betäubung

Lumbago (Lumbalgie): So genannter Hexenschuss; durch kalten Luftzug oder Heben von Lasten hervorgerufene plötzlich auftretende starke Schmerzen und Bewegungsunfähigkeit im Bereich der Lendenwirbelsäule

Lumbal: Die Lenden bzw. die Lendenwirbelsäule betreffend oder zu den Lenden bzw. zur Lendenwirbelsäule gehörend

Lumbale Skoliose: Seitliche Verkrümmung (→ Skoliose) der Lendenwirbelsäule

Morbus Bechterew (Bechterew-Krankheit, Spondylarthritis ankylosans): Chronische Entzündung der Gelenke in der Wirbelsäule und Kreuzbeingegend; Morbus Bechterew wird zum rheumatischen Formenkreis gezählt

Motilität: Fähigkeit, sich zu bewegen; im engeren Sinn: Bewegungen, die vom vegetativen (unbewussten) Nervensystem gesteuert werden; z. B. Darmbewegung

Nerval: Zu Nerven gehörend, durch Tätigkeit der Nerven bedingt

Nervus: Nerv

Neuraltherapie: Therapieverfahren, bei dem ein → Lokalanästhetikum in ein so genanntes Störfeld (Narbe etc.) gespritzt wird, was dann in dem erkrankten, weiter entfernten Körperteil eine Selbstheilung bewirken soll

NMR (auch MRT): Abkürzung für Magnetresonanztomografie; computergesteuertes bildgebendes Verfahren zur genauen Darstellung des Körperinneren

Occipitaler Kopfschmerz: Kopfschmerz, der im Bereich des Hinterhaupts lokalisiert ist

Ösophagus: Speiseröhre

Oral: Die Mundhöhle betreffend

Palpation: Untersuchung von Organen durch Abtasten (Palpieren) von außen

Paravertebrale Injektionstechnik: Therapieverfahren, bei dem bestimmte heilende Substanzen neben die Wirbelsäule gespritzt werden

Peristaltik: Eigenbewegung von Hohlorganen, die dem Weitertransport ihres Inhalts dient; z. B. Darmperistaltik

Phytotherapeutische Substanzen: Wirkstoffe, die aus Pflanzen gewonnen werden und in der Pflanzenheilkunde (Phytotherapie) eingesetzt werden

Pleura: Rippen-Lungen-Fell

Prokain: Spezielles → Lokalanästhetikum, d. h. ein Wirkstoff, der die Stelle des Körpers betäubt, an der er aufgebracht wurde

Prolaps: Lateinisch = Vorfall; vorwiegend in Zusammenhang mit Bandscheiben verwendet

Refluxösophagitis: Entzündung der Speiseröhre (Ösophagus) durch Magensäure, die in die Speiseröhre zurückfließt (Reflux)

Reponieren: Zurückverlagern

Respiration: Atmung

Respiratorisch: Die Atmung betreffend

Restriktiv: Eingeschränkt; z. B. Atmung

Sacrum (Os sacrum): Kreuzbein

Segment: Abschnitt; z. B. der Lunge

Segmental: Auf einen bestimmten Abschnitt (Segment) eines Organs bezogen

Skoliose: Seitliche Verkrümmung der Brust- oder Lendenwirbelsäule

Sternum: Brustbein

Striktur: Starke Verengung eines Hohlorgans

Symptom: Krankheitszeichen; Beschwerde, die entweder vom Patienten (subjektiv) oder vom Arzt (objektiv) festgestellt wird

Thorakale Organe: Im Brustkorb (Thorax) gelegene Organe (Lunge, Herz)

Thorax: Brustkorb

Torsion: Drehung, Achsendrehung

Torsionsskoliose: Seitliche Verkrümmung und Achsendrehung der Wirbelsäule

Viszeral: Die Eingeweide betreffend

Über den Autor

Dr. Gerhard Breier studierte Medizin und Philosophie. Er absolvierte eine spezielle Ausbildung in manueller Medizin, Osteopathie und Chirotherapie in Deutschland und Frankreich. Seit 22 Jahren hat er eine Praxis für Naturheilverfahren.

Literaturhinweise

Liem, Torsten: Kraniosakrale Osteopathie. Ein praktisches Lehrbuch. Hippokrates Verlag. Stuttgart 1998
DeCoster, Marc/Pollaris, Annemie: Viszerale Osteopathie. Hippokrates Verlag. Stuttgart 1997
Lewit, Karel: Manuelle Medizin. Hüthig Medizin. Stuttgart 1997

Hinweis

Das vorliegende Buch ist sorgfältig erarbeitet worden. Dennoch erfolgen alle Angaben ohne Gewähr. Weder Autor noch Verlag können für eventuelle Nachteile oder Schäden, die aus den im Buch gemachten Hinweisen resultieren, eine Haftung übernehmen.

Bildnachweis

Alle Bilder stammen von Matthias Tunger, München
(Haare und Make up: Luna), außer:
Mauritius, Mittenwald: Titel (Phototake)

Impressum

© 2000, Südwest Verlag, München, in der Econ Ullstein List Verlag GmbH & Co. KG, München

Alle Rechte vorbehalten. Nachdruck – auch auszugsweise – nur mit Genehmigung des Verlags.

Redaktion:
Dr. Marion Onodi,
Constanze Lüdicke

Redaktionsleitung und medizinische Fachberatung:
Dr. med. Waltraud Lessing

Bildredaktion:
Gabriele Feld

Produktion:
Manfred Metzger (Leitung);
Annette Aatz

Umschlag:
Heinz Kraxenberger, München;
Till Eiden

Layout: Wolfgang Lehner

Satz: Veronika Moga

Druck:
Peschke Druck, München

Bindung:
R. Oldenbourg, München

Printed in Germany

Gedruckt auf chlor- und säurearmem Papier

ISBN 3-517-06310-X

Register

Abweichung, dreidimensionale 26
Achsengeometrie 20f.
Akupunktur 11f., 23, 59, 65f., 82, 87
Anamnese 18f., 22
Ansatz, therapeutischer 30f.
Arthrose 28
Atemfeedback 63
Atemnot 22, 36, **44ff.**

Bänderschmerzen 9, 91
Bandscheibenschaden/-operation 23, 27, 31ff., 38, 79, 85
Bandscheibenvorfall **79ff.**
Beinlängen, unterschiedliche 27
Biofeedback-Technik **59ff.**, 63
Blinddarmentfernung
→ Postappendizitissyndrom
Blockaden 6f., 28
Blut(kreislauf) 7f., 16, 21, 90

Diagnosestellung 22
Drop-Technik 83, **86**

Fallbeispiele 44ff.
Farb-/Lichttherapie 23, 87
Faszien (Bindegewebebrücken) 6f., 12, 20, 29f., 40, 42, 50f., 90f.
Faszientherapie **90f.**
Fehlstellung, osteopathisch-strukturelle 10, 20, 26ff., 38, 77
Funktionsachsen 25ff.

Gallenblase **41f.**
Gebärmutter (Reposition) 57
Gelenksystem 7, 20f., 28, 30
Gewebeveränderungen 9

Harmonie im Körper 6
Herzbeschwerden 36, **42**
Heuschnupfen 88
Hill-Table 82ff., 86
Hirnflüssigkeit 8, 61, 89
Homöostase 90
Hörstörungen 26
HWS-Syndrom 38
Hyperthermie 11

Immunsystem 10
Ischiasschmerzen mit Lähmungen 39, **75ff.**
Isoposition 12

Kausalverkettungen 35ff., 55
Kiefergelenkbeschwerden 26, **40f.**
Kinderlosigkeit **52ff.**
Kontraindikationen 13
Kopfschmerzen 14f., 26, 34f., 38, 41, 64ff., 89
Körper/Seele/Geist, Einheit von 6
Körperflüssigkeiten 7, 16, 90
Kräftesystem 31
Krankheit, osteopathische (Definition) 10

Ligamente (Bänder) 7
Littlejohn, John Martin 4
Lumbalgie (Hexenschuss) 39
Lungenemphysem 45ff.
Lymphe 7f., 21, 90

Magen/Leber **37**, 51
Magen/Speiseröhre **35f.**
Magenschmerzen **49ff.**
McKenzie-Technik **73f.**
Migräne 34, **58ff.**, 89
Morbus Bechterew 39
Muskelenergietechnik (MET) **29**
Muskelfeedback 60
Myofacziell-Release **29**, 71, 74

Naturheilverfahren 23, 82, 87
Neugeborene/Säuglinge 10, 26

Ohrgeräusche 26, 65f.
Osteopathen
– Arbeitsweise 9
– Berufsbezeichnung 17f.
Osteopathie
– als Regulationstherapie 10f.
– Grenzen 13ff.
– viszerale 11, 24, 46
– Wirkungsweise 10ff.
Osteopathiebehandlung, Bezahlung 9, 23, 85
Osteoporose 39

Physio-/Neuraltherapie **87**
Postappendizitissyndrom **42f.**

Procain 84
Psyche 6, 14

Recoil-Verfahren **30**, 45f.
Refluxösophagitis 35f., 52
Reha-Tec-Therapie 33, 86
Rehabilitation 32f.
Rheumatische Erkrankungen 39, 90
Rippenfehlstellung **68f.**
Rückenschmerzen 27, 35, **37ff.**, **44ff.**, **72ff.**, 84

Sagittalebene 25
Schädel(knochen) 8
Schleudertrauma **64ff.**
Schulterentzündung, chronische **70ff.**
Schulterschmerzen 35
Schwindelanfälle 64ff.
Sehstörungen 26
Selbstheilungskräfte mobilisieren 5, 9, 21
Senkniere 37
Skoliose 74, 81
Sodbrennen 22, 35f., **49ff.**
Sprunggelenksfehlstellung (Distorsion) 40f.
Stauungen/Schwellungen 8
Still, Andrew Taylor 4, 7, 90
Stillpoint-Technik 11f.
Stirnhöhlenerkrankungen 43
Stoffwechsel(schlacken) 9
Störfelder erkennen 34f.
Strain-/Counterstrain-Technik **30**
Sutherland, William Garner 8

Technik
– funktionelle **29**
– kraniosakrale 8, 61f., 68, 84, **89**
Techniken, osteopathische 28ff.
Therapien 22ff.

Untersuchung 20ff.
Unwinding 29f., 51

Verkettungen, muskulo-skelettale Verkettungen 40
Verspannungen 9, 47f.
Visbrett-Technik **88**

Zähne, Fehlstellungen 34